呼吸器病の漢方治療ガイド

プライマリ・ケアで役立つ50処方

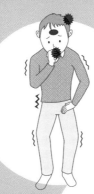
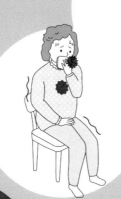
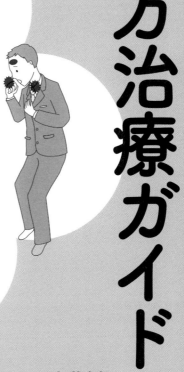

著者 加藤士郎
筑波大学附属病院臨床教授

中山書店

【読者の方々へ】

本書に記載されている内容は，最新の情報に基づいて正確を期するよう最善の努力が払われていますが，その内容がすべて正確かつ完全であることを保証するものではありません．したがって，読者ご自身の診療に応用される場合には，最新の医薬品情報（添付文書）をご覧いただき，十分な注意を払われることを要望いたします．

中山書店

はじめに

　漢方薬への関心は年々高まり，医師，薬剤師，歯科医師，看護師などの医療従事者はもちろん，医療機関に通院されている患者さん，さらに受診されていない一般の方々にまで広がり，これまでになく広範な層から注目されている印象を受けています．漢方薬は体に優しく，ゆっくりと体質を改善してくれたり，通常の西洋医学的治療で改善しない症状を治療できる，などの声を聴くことが多くなりました．

　漢方薬は，人体の中枢神経や自律神経に作用することで，各臓器の微小循環，免疫，ホルモンをバランス良く改善して，結果的に人体の免疫学的抵抗力や恒常維持能力を高める効果があります．呼吸器病では，ウイルスなどによる急性感染症，さらに種々の慢性感染症，慢性閉塞性肺疾患，肺癌などの体力を著しく消耗する疾患も多く，このような方々には，漢方薬がきわめて有効に作用します．

　呼吸器疾患に漢方薬を用いるときの最も大きな課題は，どの漢方薬を処方するかです．漢方薬は，基本的に病名ではなく，いくつかの症状，体質，体力などの要素を組み合わせた証という概念を基本として投与いたします．この証の概念の理解が難しいため，投与すべき漢方薬がなかなか1つに絞り難いことがあります．

　本書では，まず漢方の概念や考え方，診察方法をイラストを多用しながら理解しやすく解説，さらに漢方薬の成り立ちと副作用という観点から，西洋薬と漢方薬の違い，呼吸器疾患に頻用する漢方薬の特徴，西洋薬と併用すると相性の良い漢方薬，注意する副作用について解説しています．各論については，通常のかぜ症候群，インフルエンザ，COVID-19などのウイルス感染症の急性期や遷延期治療，喘息，慢性閉塞性肺疾患，副鼻腔気管支症候群，逆流性食道炎，嚥下性肺炎，非定型抗酸菌症，肺癌に関する漢方治療について記述しております．なお，投与する漢方薬もデフォルメしたイラストを用いて解説しています．本書は，呼吸器疾患や耳鼻咽喉科疾患の専門医師のみならず，総合診療

iii

科や一般内科医師，さらには薬剤師，歯科医師，看護師などの医療従事者はもちろん，漢方に興味がある一般の方々にも理解できる内容となっていますので，ぜひともご一読いただけましたら幸いです．

令和7年3月吉日

筑波大学附属病院総合診療科 臨床教授

加藤士郎

呼吸器病の漢方治療ガイド—プライマリ・ケアで役立つ 50 処方

▓ 目次

I. 漢方治療総論 ... 1

1 漢方の概念 ... 2
2 漢方の考え方と診察方法 ... 5
証の考え方 ... 5
診察方法 ... 9
a. 脈診について ... 10
b. 腹診について ... 14
3 西洋医学と漢方医学の違い ... 19
4 呼吸器疾患に頻用する漢方薬の特徴 ... 20
5 西洋薬と併用すると相性の良い漢方薬 ... 21
6 漢方薬治療の原則と副作用について ... 22

II. 漢方治療各論 ... 25

1 かぜ症候群 (インフルエンザと COVID-19 を含む) ... 26
漢方薬が抗菌効果を発揮するメカニズム ... 31
かぜ症候群の急性期治療例 ... 35
かぜ症候群の遷延期治療例 ... 39
2 気管支喘息 ... 47
3 慢性閉塞性肺疾患 ... 55
4 副鼻腔気管支症候群 ... 67
5 胃食道逆流症 ... 71
6 非定型抗酸菌症 ... 76
7 嚥下性肺炎 ... 79
8 肺癌 ... 86

v

III. 呼吸器病治療に役立つ50処方　93

葛根湯①　葛根湯加川芎辛夷② ……………………………… 94

八味地黄丸⑦　小柴胡湯⑨ ………………………………… 95

柴胡桂枝湯⑩　柴胡桂枝乾姜湯⑪ ………………………… 96

柴胡加竜骨牡蛎湯⑫　半夏厚朴湯⑯ ……………………… 97

五苓散⑰　小青竜湯⑲ ……………………………………… 98

防已黄耆湯⑳　当帰芍薬散㉓ ……………………………… 99

加味逍遙散㉔　桂枝茯苓丸㉕ ……………………………… 100

麻黄湯㉗　越婢加朮湯㉘ …………………………………… 101

麦門冬湯㉙　真武湯㉚ ……………………………………… 102

人参湯㉜　当帰四逆加呉茱萸生姜湯㊳ …………………… 103

補中益気湯㊶　六君子湯㊸ ………………………………… 104

桂枝湯㊺　十全大補湯㊽ …………………………………… 105

荊芥連翹湯㊿　抑肝散54 …………………………………… 106

麻杏甘石湯55　桂枝加芍薬湯60 …………………………… 107

五積散63　参蘇飲66 ………………………………………… 108

芍薬甘草湯68　香蘇散70 …………………………………… 109

柴陥湯73　神秘湯85 ………………………………………… 110

六味丸87　清肺湯90 ………………………………………… 111

竹筎温胆湯91　滋陰至宝湯92 ……………………………… 112

滋陰降火湯93　五虎湯95 …………………………………… 113

柴朴湯96　大建中湯100 …………………………………… 114

辛夷清肺湯104　牛車腎気丸107 …………………………… 115

人参養栄湯108　小柴胡湯加桔梗石膏109 ………………… 116

茯苓飲合半夏厚朴湯116　苓甘姜味辛夏仁湯119 ………… 117

麻黄附子細辛湯127　桔梗湯138 …………………………… 118

結び …………………………………………………………………… 119

文献 …………………………………………………………………… 120

索引 …………………………………………………………………… 122

●本書では，漢方方剤名に株式会社ツムラの医療用漢方製剤に準じた番号を付しています.

I

漢方治療総論

I. 漢方治療総論

1 漢方の概念

　漢方医学では病気の原因を，体内部に起因するものを内邪，外部からのものを外邪として，大きく2つに分けてそれぞれに対応方法を考えている．そのうち最も大切なものが，患者の抗病力である．一方，どんな人も長年生活していく上でそれなりに体の歪みが発生し，漢方では，この歪みのことを証という言葉で表現する．よく漢方では，実熱証とか虚寒証などの言葉で体の歪みを表現するが，前者は体力はあるが，熱証気味の人のことを表現し，後者はこれと逆で，体力が低下して，寒証気味の人である．したがって漢方では，証を虚実寒熱で表現し，漢方医学的に最も病気に対する抵抗力がある人は，熱も冷えもないバランスが整っている人で，西洋医学的には体のホメオスターシスが維持されている人である．

　漢方の治療は，この証を考えての治療が基本となる随証治療が原則となる．随証治療の目的は，症例の虚実寒熱のバランスを整え，病気に対する抵抗力を高め，体のホメオスターシスを維持する能力を高めることにある．この一連の過程を漢方では，「証は虚実寒熱の外になし，治療は温補瀉補の内にあり」という言葉で表現している．さらに漢方では，体のバランスがとれてホメオスターシスが良く維持されている人を気血水が巡る人という．

　この気血水の理論を現代の西洋医学的理論に置き換えると，気は中枢神経，すなわち脳であり，血と水は自律神経を介した臓器の微小循環と免疫・ホルモンであると考えられる．気血水が巡るとは，脳と自律神経である交感神経と副交感神経のバランスがとれ，人体の各臓器における微小循環や免疫・ホルモンが整った状況であると考えられる．漢方の概念で心身一如という言葉があるが，これは正に心である脳の機能とそれから身体の末梢組織に分布する自律神経のバランスが整うという意味である（図1）．

　漢方医学的に気血水が巡るようにするためには，4つの治療をバランス良く用いることである．この4つの治療とは，①食養生，②気功，③鍼灸，④湯剤（漢方薬）であり，これをバランス良く用いることが重要である（図2）．

　漢方医学では漢方薬を内服するのみではなく，食養生，運動，鍼灸などを併用することで，人の体質改善を促進して生活の質，すなわちQOL (Quality of

1. 漢方の概念

> I 心身一如と言って心と体に同時に作用することで体の恒常性を維持する効果がある.
>
> 　西洋医学的には中枢神経（脳）と自律神経に作用する.
> 　・<u>中枢神経</u>（脳）
> 　・<u>自律神経</u>（交感神経，副交感神経）
> 　　　1) 内臓機能全般
> 　　　2) 免疫とアレルギー
> 　　　3) ホルモン（内分泌）
> 　　　1) 2) 3) の理由から1つの漢方薬で多臓器に効果が認められる.
>
> II 抗加齢作用（加齢現象に影響する）
> 　・男性は8の倍数で体が変化する.
> 　・女性は7の倍数で体が変化する.
> 　・40歳以上が初老となる.

図1　漢方薬の効果について

1) 養生食 伝統的に知られている体力を増強させる食事法 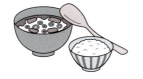	**2) 気功（運動療法）** 呼吸法に特徴のある運動療法で，体の自律神経や免疫を整える体操
3) 鍼・灸 体の表面の経絡（つぼ）を刺激して体調を整える. 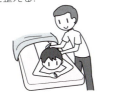	**4) 漢方薬** 植物，動物，鉱物などの生薬をまぜて作り上げた薬で，主にヒトの神経，免疫，内分泌を整える作用がある.

図2　漢方医学における4つの養生方法
4つの養生方法を併用すると有効性が強化される.

I. 漢方治療総論

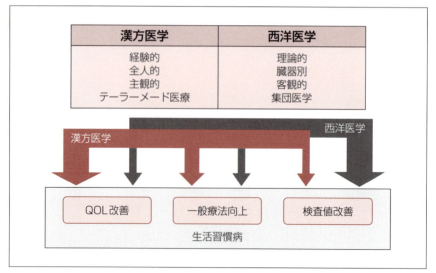

図3 漢方医学と西洋医学の比較と生活習慣病における役割

Life) を改善することを目的としている．漢方医学と西洋医学の比較と生活習慣病における役割を示す（図3）．漢方医学は経験的，全人的，主観的，テーラーメード医療の要素が大きく，患者のQOLの向上を主目的とし，一方，西洋医学は理論的，臓器別，客観的，集団医学医療の要素が大きく，患者の検査値の改善を目的としている．

日本の医師免許では，一人の医師が西洋医学と漢方医学を同時に施行することができるので，患者の根治的治療のみならず，QOLも改善する治療が可能である．したがって漢方医学と西洋医学を同時に駆使できれば，質の高い医療を実施できると考えられる．

2 漢方の考え方と診察方法

証の考え方

　漢方では，病気とは陰陽のバランスの崩れることによって抗病力が低下したため発生すると考えられ，治療とは陰陽のバランスを回復させることによってなされると考えられている（図4）．図4では，実熱証の患者に対し〇〇〇湯という方剤が身体の熱を解消する効果があり，これによって適性なホメオスターシスにする作用がある．逆に虚寒証の患者には×××湯という身体の代謝を高める方剤によって微小循環を改善する効果があり，これによって適正なホメオスターシスにする作用がある．図5に示すように，実熱証の患者は，体型的にはがっちりしたタイプで，声は大きく，がんばりがきき，顔面が紅潮気味で，やや眼球が充血して，体に熱がこもり乾燥気味である．逆に虚寒証の患者は，体型的にはほっそりあるいはぽっちゃりしたタイプで，声は細く，小さく，夕方には疲れていて，寒がりで，体が冷えていて湿気を含むことが多い．

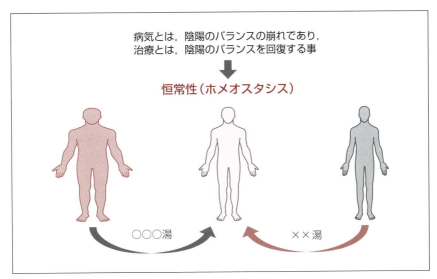

図4　漢方の基本方針

I. 漢方治療総論

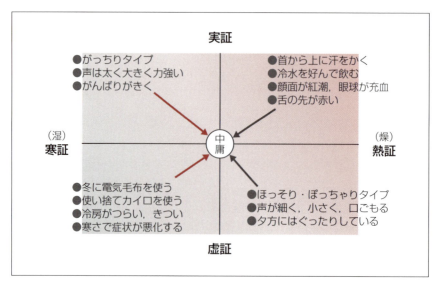

図5　治療のベクトルとしての"虚実"と"寒熱"

ここで具体的な虚寒証と実熱証の患者を治療したケースを提示する．

図6に示す高齢女性は，肺炎双球菌肺炎で入院，肺炎治療後に全身倦怠感，無気力，食欲不振，体重減少が発生し，体力が低下した状態となった．この患者に**補中益気湯**㊶という気力低下を改善，意欲や食欲を高める10種類の薬草から構成される漢方薬を投与したところ，気力，意欲，食欲が改善され体力が標準的な同年齢の高齢者レベルまで回復した．このような症例で貧血が合併していれば，**十全大補湯**㊽という，やはり10種類の薬草から構成される漢方薬を，さらに咳嗽，喀痰，不眠などが合併していれば，**人参養栄湯**⑱という12種類の薬草から構成される漢方薬を投与する．この3つの漢方薬は補剤といって，ヒトの気力や体力を改善するグループに属し，特に人参と黄耆というこの効果に優れた作用を示す生薬を含むものである．

次に虚寒証の患者とは逆の実熱証の患者を治療したケースを提示する．図7に示す中年更年期女性は，強い月経痛，便秘，イライラ，頭痛に悩まされていた．この患者に**桃核承気湯**�61という月経不順や月経困難，便秘，精神不安を改善する5種類の生薬から構成される漢方薬を投与したところ，月経不順，便秘，イライラ，頭痛がすべて改善され，標準的な同年齢の女性レベルの体調ま

2. 漢方の考え方と診察方法

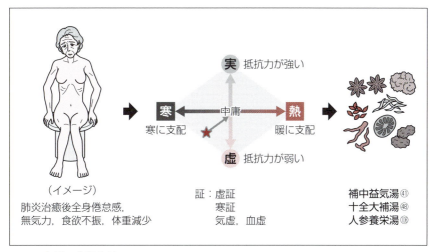

図6　症例：高齢女性

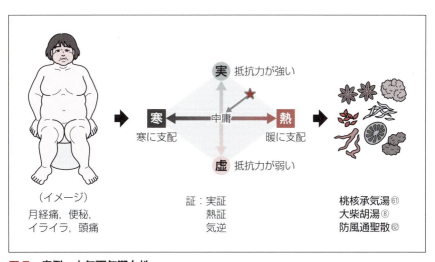

図7　症例：中年更年期女性

I. 漢方治療総論

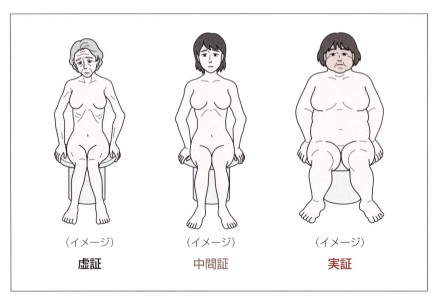

図8 虚証, 中間証, 実証

で回復するとともに, 更年期症状もコントロールされた. このような症例で, 月経不順はあまりなく, 肩こり, 頭痛, めまいなどばあれば**大柴胡湯**⑧という8種類の薬草から構成される漢方薬を, 肥満が目立ち, 脂症, 便秘が強いときは, **防風通聖散**㉖という18種類の薬草から構成される漢方薬を投与する. この3つの漢方薬は瀉剤といって, ヒトの熱や便秘を改善するグループに属する. このように漢方薬は, まず第1に患者の証を考慮し, 次に証が同一でも, 症状の違いによって3つ程度の漢方薬を選択できるアドバンテージも有する.

図8 に示すように, 漢方治療は, まず第1に患者の虚実寒熱を考慮して, 実熱証, 虚寒証などを判断し, 次に患者の臨床症状を考慮して, 3つ程度の漢方薬を選択, このうち最も患者の臨床症状に近いものを投与する. このように虚寒証も実熱証も中間証に近づくように, 温め補い, あるいは冷やし瀉し, さらに臨床症状の改善をなしえる生薬構成を考えるのがベストな治療となると考える. ただ漢方医学には, 他に食養生, 気功, 鍼灸があるので, 例えば虚寒証の患者には温かい食事, 入浴, 筋力を増強する適切な運動を, 逆に実熱証の患者には熱を改善する食事, ときには適切なダイエット, 運動なども併せて指導すると, 漢方薬の効果がさらに高まることも多い. これも時々経験することで

あるが，漢方医学で適切な体質改善が成功すると，これまで処方されていた降圧薬や抗アレルギー薬などの内服していた西洋薬の有効性がさらに高まることがある．このような事実から考えると漢方医学による体質改善は現代の西洋医学的な治療を活かす意味でもとても大切であると考えられる．

診察方法

　漢方医学の診察方法は，図9に示すように望診，聞診，問診，切診からなる．

　望診では，患者の顔色，舌の色や形状，皮膚，爪，歩行の様子などを観察し，第1に虚実寒熱を判断する．体格が良く，筋肉が引き締まり，肉づきが良く，行動的なら実証で熱証傾向にあり，逆に細身や皮下脂肪が多い水太りで，行動が遅く疲労しやすい人は虚証で寒証傾向である．

　次に気血水の判断を行う．目に勢いがなければ気虚，目がどんよりしていれば気滞，目が充血気味だと気逆を考える．顔色や口唇が紫色なら瘀血，皮膚がカサカサしていれば血虚，顔や体幹に浮腫があれば水滞，脱水傾向があれば陰

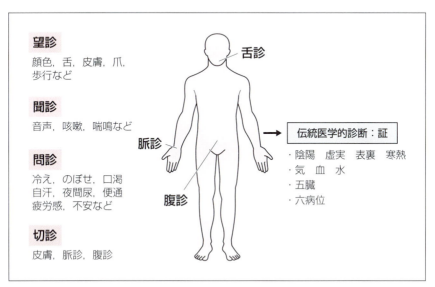

図9　漢方医学の診察方法（四診）
　　　（日本東洋医学会学術教育委員会：学生のための漢方医学テキスト．南江堂；2007）

I. 漢方治療総論

虚を考える．殊に舌の所見では水滞や瘀血が理解しやすくなる．

さらに舌の所見では，五臓（肝，心，脾，肺，腎）の状態も判断しえる．舌尖に変化があれば心や肝の異常が，舌中の変化は脾胃の異常が，舌の辺縁変化は肝・胆の異常が，舌根の異常は腎の異常が考えられる．すなわち舌所見を含む望診をするだけで，患者の虚実寒熱，気血水，五臓の状態はかなり把握できるので，大まかな証の判定が可能となる．これに聴診器を用いての胸部や腹部の聞診，詳細な問診が加わると漢方医学を一定期間学習した医師ならば，証の判定を7～8割の確率で決定し，指導すべき養生方法や運動，さらに投与すべき漢方薬の処方も決まってくる．

切診である皮膚の寒熱や燥湿をチェックするための触診，今日の体調をチェックするための脈診，日頃の体調をチェックするのの腹診は，望診，聞診，問診により考えてきた患者の証や治療方法に整合性があるかをチェックしながら進めていくのが基本原則である．これによって最終的な患者の証を決定し，それに対する治療方法を決定していく．

以上が漢方医学における患者の診断方法と治療を決定する大まかなプロセスである．呼吸器病においては，脈診はウイルス性呼吸器感染症に対する漢方薬を投与するときに，腹診は遷延期や慢性期の呼吸器疾患に漢方薬を投与するときに重要となってくる．さらに腹診は患者の加齢現象の進行を判断するときにも重要となる．殊に高齢男性に多い慢性閉塞性肺疾患や高齢女性に多い非定型抗酸菌症などは加齢現象の軽減を目的として漢方薬を投与することが多く，このときは腹診の所見が大変重要となってくる．

a. 脈診について

脈診は，図10に示すように，患者の左右手首に触れる椎骨動脈を第2,3,4指で触れることによって行う．まずは脈の触れ方に左右差があるかを確認することが大切である．大脳生理学的に，患者の左手首に触れる橈骨動脈の拍動は交感神経系の情報を反映し，逆に右手首に触れる橈骨動脈の拍動は副交感神経の情報を反映している．よって左右橈骨動脈の拍動を左右差なく良好に触知できるときは，交感神経と副交感神経がバランス良く機能しており，自律神経の状態が良好であることを表現している．

脈は頻脈か徐脈かである数・遅，実熱証気味のときは浮いた感じで良く触れ，虚寒証気味のときは沈んだ感じで触れ難くなり，交感神経が緊張してくる

10

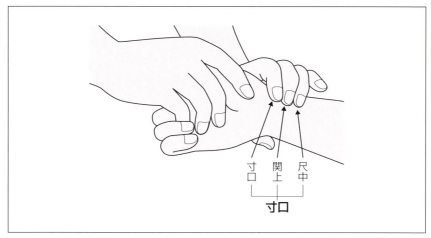

図 10 脈診の方法
脈を診る部位を寸口という（示指の当たる部を寸口，中指を関上，薬指を尺中と分けて呼ぶこともある）．脈診は，脈の強弱，速さ，緊張度，長さをみるもので，一般には慢性病より急性期に役立つ．

とギターの弦のように固い感じで触れるようになる．漢方医学では，数遅，浮沈，虚実，緩緊などと表現する．脈が浮いてよく触れる実熱証気味の患者は，基礎代謝が良く，免疫力が充実していると考える．このような患者は**葛根湯**①，**麻黄湯**㉗などの抗ウイルス効果の高い漢方薬が適応となる．なぜなら，これらの漢方薬はもともと免疫力が高い患者の免疫力をさらに高めることによって抗ウイルス効果を発揮するからである．よってもともと冷えがあり，虚寒証気味の患者のように脈が沈んで触れ難い患者には**葛根湯**①や**麻黄湯**㉗は有効性を発揮しない．このような患者には，冷え症を改善しつつ抗ウイルス効果を発揮する**麻黄附子細辛湯**⑫が適応となる．

　図 11 に示すように，日頃から体力がある実熱証の患者には，**葛根湯**①や**麻黄湯**㉗，日頃から体力がない虚寒証の患者には**麻黄附子細辛湯**⑫が適応となる．体力は比較的あるが胃腸や腰部に若干の冷え症状を有する中間証の患者には，少し冷えを改善しながら抗ウイルス効果を発揮する**小青竜湯**⑲が適応となることが多い．しかしながら，脈診は現在の免疫応答能力を反映する指標であり，実熱証の患者でも徹夜が続いて体力が低下してくると脈が触れ難くなり，**麻黄附子細辛湯**⑫が適応となることがあり，逆に日頃は虚寒証の患者でも，

I. 漢方治療総論

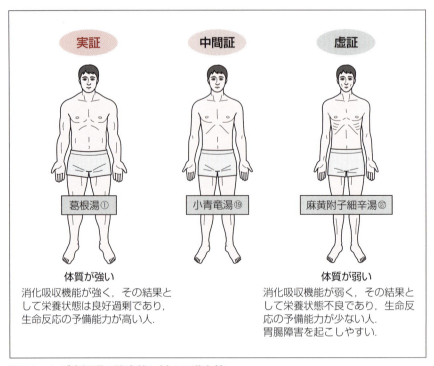

図11 かぜ症候群の諸症状に対する漢方薬

体調がとても良い日は，脈が良く触れ麻黄湯㉗が適応となるようなこともあるので，脈診は必ず毎回施行することが原則となる．

図12は，筆者が20年前に作成に参加した日本呼吸器病学会での「漢方薬治療における医薬品の適正な使用法ガイドライン」(2005) おけるかぜ症候群急性期の漢方薬選択の考え方である．かぜに罹患したときに，発汗することなく高い発熱に耐えることができる患者は，脈診で脈が良好に触れることが多く，すなわち高い免疫応答能力を有するので，**大青竜湯（麻黄湯㉗と越婢加朮湯㉘の合方）**，**麻黄湯㉗**，**葛根湯①**などの抗ウイルス効果を強く発揮する麻黄と桂枝を多く含む漢方薬を内服しえる．比較的体力はあるが，胃腸や腰部に少し冷えたところをもつ患者は，脈診で脈は少し触れることが多く，ある程度の免疫応答能力を有するので，少し冷え症を治療しながら抗ウイルス効果を発揮する**小青竜湯⑲**が適応となる．逆に日頃から冷え症気味の患者は，かぜに罹患して

12

2. 漢方の考え方と診察方法

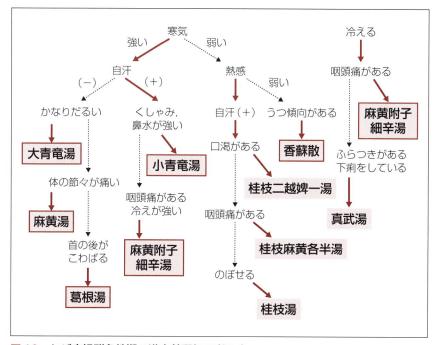

図12　かぜ症候群急性期の漢方薬選択の考え方
（日本呼吸器学会：漢方薬治療における医薬品の適正な使用法ガイドライン．2005をもとに作成）

も脈が触れ難いことが多く，冷え症を改善して少し免疫応答を高めながら抗ウイルス効果を発揮する**麻黄附子細辛湯**㉗が適応となる．代謝に変化を与えると体に負担がかかってしまう虚寒証の患者は，**香蘇散**㉘や**参蘇飲**㉖のように体に優しい漢方薬が適応となる．

漢方医学は**随証治療**であるので，同じウイルスに罹患しても，それぞれ患者によって現れる症状が異なる．したがって同じウイルスによる感染症でも治療薬は異なってくる．このようなことを漢方医学では，**同病異治**と表現する．逆にかぜ，喘息，慢性閉塞性肺疾患などの西洋医学的には異なった病態でも，証が一致すれば同じ漢方薬での治療となる．これを漢方医学では，**異病同治**と呼ぶ．この**随証治療，同病異治，異病同治**こそが漢方医学のエッセンスである．

b. 腹診について

　腹診は中医学になく，現在の日本漢方の基礎を築いた吉益東洞（1702〜1773）が江戸時代に始めた診察方法である．腹診の特徴は，腹診所見から漢方薬が選択できるところにある．腹診もまずは虚実寒熱から考えるとよい．

　図13に示すように，虚証の患者は，全身の筋肉や脂肪があまり発達していないため腹壁が薄い．ヒトの体温は36.5℃程度であることが多く，体温より外界の気温が高くなるのは夏期の限られたときだけであるので，腹部臓器は常に外界から冷やされる環境にあると言っても過言ではない．虚証の患者は，腹壁が薄く常に冷やされることが多いため，腹部臓器に循環障害が発生しやすい環境にあると考えられる．よって胃腸の循環障害が原因となって発生する機能性胃腸障害が多い．特に老人や体力が低下した虚弱者にはこのような状況になることが多い．症状としては冷えがあり，腹痛，下痢などの症状が発生するの

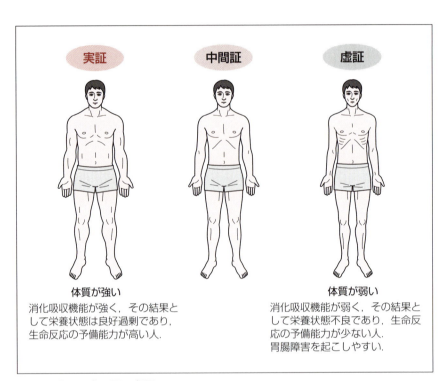

図13　実証，中間証，虚証

で，主治は人参，附子，乾姜，蜀椒などの消化管の循環を改善し症状を改善する生薬を含む**真武湯**㉚，**六君子湯**㊸，**補中益気湯**㊶などの漢方薬を用いる．

中間証の患者は全身の筋肉の発達，栄養状態，腹筋の発達程度もすべて中等度であり，半表半裏の臓器である胃，肝臓，胆嚢などに炎症を起こすことが多く，炎症を抑制する柴胡，黄連，黄芩，半夏，茯苓，さらに脳腸相関を賦活する厚朴や枳実などの生薬を含む**四逆散**㉟，**小柴胡湯**⑨，**柴胡桂枝湯**⑩，**半夏瀉心湯**⑭などを用いることが多い．

実証の患者は，全身の筋肉の発達も良好，胃下垂などもなく，腹筋の発達も良い．このように腹壁が厚いことによって消化管に炎症性変化とともに内熱を伴うことが多い．したがって解表，清熱，攻下を図り，内熱を改善する大黄，芒硝，黄連，黄芩，黄柏，さらに脳腸相関を改善する厚朴や枳実などの生薬を含む**大柴胡湯**⑧，**黄連解毒湯**⑮，**桃核承気湯**㉑，**防風通聖散**㉒，**大承気湯**⑬などを用いることが多い．

次いで，腹診所見の臨床的特徴を記載する．腹診所見は，脈診と同様，自律神経と深く関連している．すなわち交感神経のバランスが乱れて発生する所見（type 1 所見）と副交感神経のバランスが乱れて発生する所見（type 2 所見），さらに加齢現象が原因となって発生する所見（type 3 所見）に分かれてくる．type 1 と type 2 の所見は臍より上の上腹部に現れる所見である．

type 1 所見：心や肝の異常，瘀血によって起こり，西洋医学的には交感神経の過剰刺激によって発生すると考えられる．

type 2 所見：脾胃の異常によって起こり，西洋医学的には迷走神経の過剰刺激によって発生すると考えられる．

type 3 所見：臍より下の下腹部に現れる所見である．この所見は加齢現象と結びつき，下腹部筋力の低下によって起こってくることが原因と考えられる．type 3 の所見は，漢方医学的には，腎の異常によって起こる．

すべての所見は個人差はあるが，加齢とともに回復するのが遅れてくる．

type 1 の胸脇苦満や心下痞硬には，**小柴胡湯**⑨，**柴胡桂枝湯**⑩，**大柴胡湯**⑧が有効である（図 14）．これに腹直筋の緊張が強ければ，**四逆散**㉟有効である（図 15）．心下，臍上，臍下に動悸を触れれば，**柴胡加竜骨牡蛎湯**⑫や**桂枝加竜骨牡蛎湯**㉖が有効である．S状結腸部に瘀血の圧痛点があれば**桂枝茯苓丸**㉕や**桃核承気湯**㉑が有効であり，回盲部に瘀血の圧痛点があれば**大黄牡丹皮湯**㉝が有効であり，小腹急結があれば**桂枝茯苓丸**㉕が有効である（図 16）．S状結

Ⅰ. 漢方治療総論

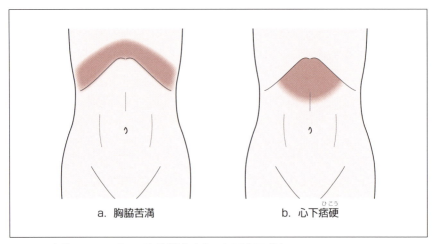

図 14　腹診 type 1 所見—胸脇苦満 (a)，心下痞硬 (b)

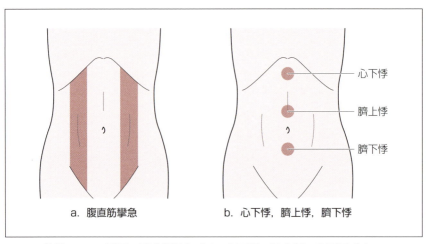

図 15　腹診 type 1 所見—腹直筋攣急 (a)，心下悸，臍上悸，臍下悸 (b)

腸と回盲部の両方に瘀血があれば**通導散**⑩⑤が有効である．
　type 2 の所見で心下に振水音があれば**六君子湯**㊸，腹満があり，聴診器で左右のどちらかに強い蠕動音が聴取されれば**桂枝加芍薬湯**㊿が有効である（**図17**）．臍の周囲に蠕動音が聴取されれば**大建中湯**⑩が有効である（**図18**）下腹

2. 漢方の考え方と診察方法

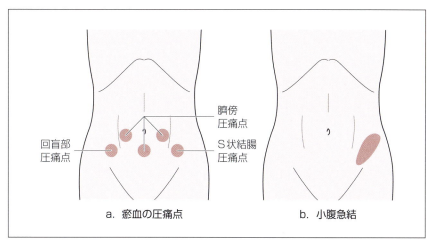

図16 腹診 type 1 所見─瘀血の圧痛点 (a), 小腹急結 (b)

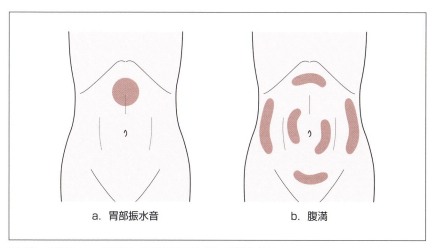

図17 腹診 type 2 所見─胃部振水音 (b), 腹満 (b)

部においては小腹不仁や正中芯のような索状物を触知したら八味地黄丸⑦や牛車腎気丸⑩が有効である（図19）．

　このように腹診の所見は漢方薬の選択に大変有効である．筆者の経験からではあるが腹診所見と柴胡剤，補脾剤，補腎剤の適中割合は高いと思われる．日

17

I．漢方治療総論

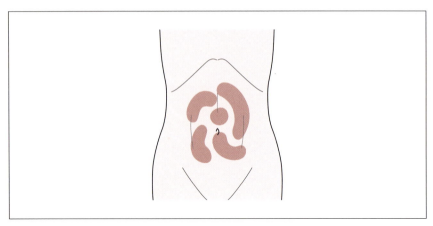

図18　腹診 type 2 所見―蠕動不穏

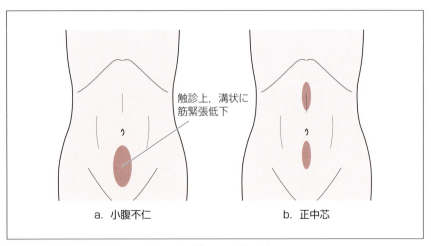

a．小腹不仁　　　　b．正中芯

図19　腹診 type 3 所見―小腹不仁（a），正中芯（b）

本漢方では腹診を応用して，大変ユニークな処方選択方法を考えたといえる．また脈診や腹診とともに，聴診器による呼吸音や腹部の蠕動音の聴取は漢方薬を選択する上では大変参考となる情報であるので，忘れてはならないと考えられる．

I. 漢方治療総論

3 西洋医学と漢方医学の違い

　西洋薬は構成成分が1つである single pharmacy であり，漢方薬は最低2つ以上の生薬から構成されている polypharmacy である．西洋薬はポイントで受容体に作用して強力な薬効を示し，漢方薬は，構成生薬が少ない**芍薬甘草湯**⑱のようなものは比較的即効性に作用するが，構成生薬が多くなると色々な症状に作用するものの，効果は緩徐となってくる．西洋薬は化学合成が基本であるが，漢方薬は天然の植物を中心に，他に動物，鉱物由来の生薬から構成されている．

　漢方薬は味によって薬効が予想可能であり，実熱を改善するような**黄連解毒湯**⑮は苦く，逆に虚寒を改善する**芍薬甘草湯**⑱は甘い．**五苓散**⑰のように寒熱に関与しない漢方薬は無味である．**葛根湯**①や**麻黄湯**㉗のように急性ウイルス感染症に効果のある漢方薬は別として，慢性疾患に効果のある漢方薬にはいくつかの特徴がある．このような漢方薬が患者に有効なときには，患者が内服する際，味に不快感を覚えないことが多い．逆に著しい不快感を覚えるときには有効性が少ないことが多い．これを漢方薬の試飲という．簡単なことであるが，漢方薬を選択し投与するときには有効な手段である．

　慢性疾患に使用する漢方薬は，投与2週間位から1か月位で薬効を示すことが多く，長期投与になったときには，味に不快感を覚えるようになったら中止するとよい．○○○湯などの「湯」という字の書いてある漢方薬は，お湯で飲むと有効性が得られ，×××散，△△△飲子などの漢方薬は水で内服するとよい．□□□丸などの漢方薬は徐放効果がある漢方薬である．

19

I. 漢方治療総論

呼吸器疾患に頻用する漢方薬の特徴

　呼吸器疾患に頻用する漢方薬は，多くのものが『傷寒論』と『金匱要略』という1800年前（西暦200年頃）の後漢の時代に誕生した漢方薬の原典に掲載されている．慢性呼吸器疾患に多く用いる**十全大補湯**[48]や**人参養栄湯**[108]は，『和剤局方』という宋（北宋，西暦960-1127）の時代に誕生した漢方薬の原典に，医王湯といわれる**補中益気湯**[41]は『弁惑論』（西暦1247年）という金・元時代に誕生した漢方薬の原典に掲載されている．**清肺湯**[90]，**竹筎温胆湯**[91]，**滋陰至宝湯**[92]，**滋陰降火湯**[93]，**五虎湯**[95]などの漢方薬は『万病回春』（西暦1587）という明時代に誕生した漢方薬の原典に掲載されている．このように，呼吸器疾患に関係する漢方薬は500年以上前にほぼ完成している．なお，**神秘湯**[85]，**柴朴湯**[96]，**葛根湯加川芎辛夷**[2]などの漢方薬は，江戸時代以降の日本で誕生した漢方薬である．

　葛根湯[1]，**麻黄湯**[27]，**小青竜湯**[19]などの麻黄と桂皮などの生薬を含む漢方薬は，抗ウイルス効果があり，麻黄と桂皮が含まれる割合が高いほど，より有効性は強力となる．咳嗽や喀痰に使用する生薬は，麦門冬，半夏，杏仁，陳皮，五味子，桔梗などのを含むことが多く，『傷寒論』と『金匱要略』に掲載されている**麦門冬湯**[29]，**麻杏甘石湯**[55]，『万病回春』に掲載されている**清肺湯**[90]，**竹筎温胆湯**[91]，**滋陰至宝湯**[92]，**滋陰降火湯**[93]，**五虎湯**[95]などがある．本邦で生まれた**柴朴湯**[96]や**神秘湯**[85]などの漢方薬は，現在喘息に頻用されている．

I. 漢方治療総論

5 西洋薬と併用すると相性の良い漢方薬

　花粉症の諸症状にヒスタミンH_1受容体拮抗薬やロイコトリエン受容体拮抗薬を内服するが十分に改善しないことが時々起こる．このようなとき，鼻汁やくしゃみが多いときには**小青竜湯**⑲が，顔の腫脹が改善しないときには**越婢加朮湯**㉘が，さらに喉の腫れがとれないときには**清上防風湯**㊽が有効となる．

　喘息の諸症状に吸入ステロイド・β_2刺激配合剤を吸入するが，咳嗽が十分に改善することがないときに**麦門冬湯**㉙を併用すると症状が改善する．また冷え症の症状が強い女性が難治性喘息となることを経験するが，このようなときには，**当帰芍薬散**㉓や**桂枝茯苓丸**㉕，**当帰四逆加呉茱萸生姜湯**㊳で冷え症が改善すると，喘息の病態が改善する．過敏性腸症候群で通常の西洋薬で治療して改善しないときに，**桂枝加芍薬湯**㉕や**大建中湯**⑩を併用すると，合併した冷え症状が改善するとともに，下痢や便秘も改善することをしばしば経験する．このように漢方薬によって体質を改善すると，西洋薬による治療の有効性が高まることが漢方薬による治療の大きなメリットであると考えられる．

　西洋薬はその人のある時点の病態を改善するのに有効であり，漢方薬は体質という長い時間かかって形成された病態を改善するのに有効である．この縦軸と横軸の組み合わせが可能となることが西洋薬と漢方薬を併用することの最大のメリットであると考えられる．

I. 漢方治療総論

6 漢方薬治療の原則と副作用について

　急性期に用いる漢方薬は速効性があるが，慢性期に使用する漢方薬でも投与2週間頃から症状が改善し始めることが多く，1か月間投与しても少しも臨床症状が改善しないときは，別の漢方薬に変更したり，中止したりすることも考慮に入れるべきである（図20）．さらに，症状が改善して久しくなったときには，できるだけ早く廃薬を考える．投与期間が長期化したときには，血算，電解質，腎機能，肝機能，KL-6などの検査を定期的に行うべきである．しかしながら，従来からいわれている食前や食間投与は厳密に守らなくても効果が低下することは少ない．

　現在の医療社会環境からは，漢方薬のみの治療が行われることは少なく，西洋薬と併用することが多い．したがって漢方薬と西洋薬との相性は常に考慮すべきである．麻黄剤，附子剤，甘草含有の多い漢方薬，大黄剤を投与するとき，併用で注意すべき西洋薬を示す（図21）．特に薬物に副作用が起きやすい高齢者，栄養状態の不良な患者では体重なども考慮しつつ，投与量を決めるべ

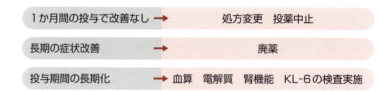

　投与期間としては，漢方薬を1か月間投与して少しも臨床症状が改善しないときには，別の漢方薬に変更したり，中止したりすることも考慮に入れるべきである．
　さらに，症状が改善して久しくなったときには，できるだけ早く廃薬も考えるべきである．投与期間が長期化したときには，血算，電解質，腎機能，肝機能，KL-6などの検査は定期的に行うべきである．
　しかしながら，従来からいわれている食前や食間投与は，厳密に守らなくとも効果が著しく低下することは少ない．

図20　投薬の鉄則

6. 漢方薬治療の原則と副作用について

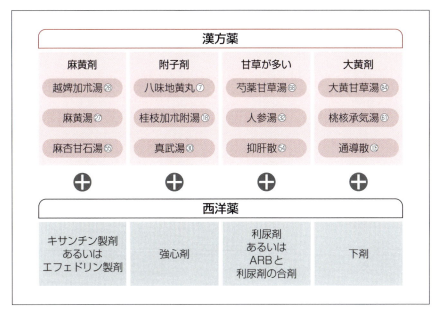

図 21　漢方薬との併用で注意すべき西洋薬

きである．また漢方薬のみの治療でも柴胡や黄芩を含む漢方薬には間質性肺炎のリスクがあることを考慮すべきである．

　このように現在我々が漢方薬を投与する状況は，漢方薬が生まれた大昔とは違い，常に西洋薬との併用が多いということを強く意識することがとても大切であると考える．

II

漢方治療各論

II. 漢方治療各論

1 かぜ症候群
(インフルエンザとCOVID-19を含む)

　漢方医学では病気の原因を，体内部に起因する内邪，外部から体内に進入する外邪に分け，それぞれに対応方法を考えている．かぜ症候群はウイルスによる感染症であるので，外邪による病気である．漢方医学では，図22に示すように，まずは体の表面である皮膚に近いところから体内に進入し，それが半表半裏である肺，肝臓，胃あたりの臓器にまで進入し，最後に小腸や大腸などの裏の臓器にまで影響を与えると考える．この病状進行において最も大切な因子が，患者の抗病力である．つまり漢方医学では，病気の治療方法は，外邪に影響を与えるのではなく，患者の抗病力を増強することによって，外邪の体内への進行を抑制することを原則としている．

　体力に優れている実熱証気味のヒトは，抗病力が強いため，皮膚に近い体表面の近くでウイルスの進入を防ぐことが可能であり，逆に体力が低下している虚寒証気味のヒトは，抗病力が弱いため，すぐにウイルスが体表面を通過し，

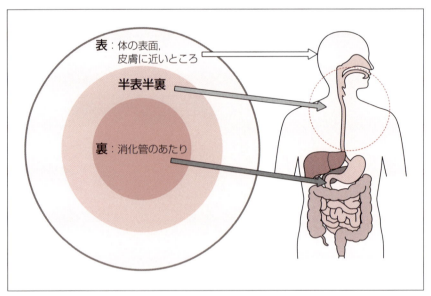

図22　表裏―病邪はどこにいるのか

1. かぜ症候群（インフルエンザと COVID-19 を含む）

裏の臓器に容易に到達すると考えている．図 23 に示すように，外界からウイルスが体内に進行するときに，体力のある実熱証気味のヒトは抗病力に優れているので，発熱などにより代謝を高めることにより，自己の免疫力を増強し，悪寒，項背部のこわばり，頭痛，関節痛などの臨床症状を呈しながらウイルスを退治する．この表証のレベルでウイルスが十分に退治されないときは，半表半裏のレベルまでウイルスが侵入し，微熱を出しながら，図 24 に示すような口が苦い，めまい，のどが渇く，吐き気などの症状を呈することが多い．さらに裏証のレベルまでウイルスが進入すると，図 25 に示すように，実熱気味のヒトは，発熱とともに腹満と便秘の症状を呈する．

虚寒気味のヒトは，ウイルスに対する自己の抗病力が弱いため，ウイルスが容易に体内に進行し，表証や半表半裏の証を呈することなく，すぐに裏証にウイルスが進入し，発熱とともに，腹痛や下痢などの病状を呈することが多い．

したがって実熱気味のヒトは，表証の段階では**葛根湯**①，**麻黄湯**㉗，**大青竜湯**（㉗＋㉘）が適応となることが多い．半表半裏の証では**小柴胡湯**⑨，**柴胡桂枝湯**⑩を用い，裏証では**大黄甘草湯**㊱を用いる．虚寒気味のヒトは，すぐに裏証になるため，**麻黄附子細辛湯**㉗，**真武湯**㉚，**人参湯**㉜を用いる．

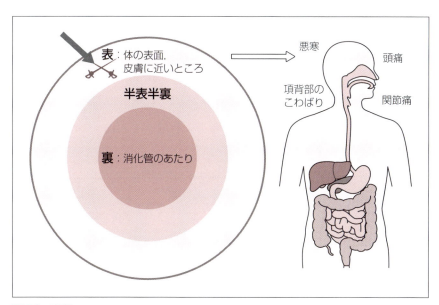

図 23　表証

Ⅱ. 漢方治療各論

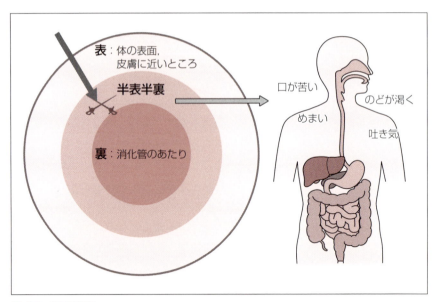

図24　半表半裏

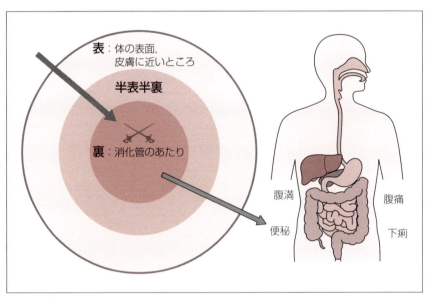

図25　裏証

1. かぜ症候群（インフルエンザとCOVID-19を含む）

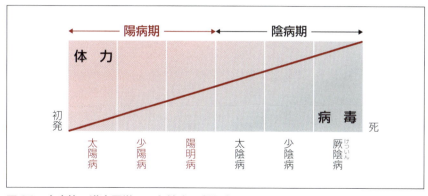

図 26 六病位—漢方医学での急性病の考え方

　『傷寒論』では，かぜ症候群の病状進行を六病位という6つの病期ステージで示す．図26に示すように，体力が病毒より優っている時期を陽病期，病毒が体力より優っている時期を陰病期としている．陽病期は実熱気味のヒトしか認められない病気のステージで，ウイルス感染症が表証にあるときを太陽病期，半表半裏の証にあるときを少陽病期，裏証にあるときを陽明病期としている．虚寒症のヒトは抗病力が少ないために，すぐにウイルスが体内に進入し，病毒が体力より優っている陰病期に入ってしまう．したがって積極的にウイルスに対抗することができないのが特徴となる．この『傷寒論』における六病位で，最も記載が多いのは，太陽病期の治療である．つまり，1800年以上の昔から，ウイルス感染症においては，初期治療が最も大切であることが示されていた．次に記載が多いのが，少陰病期である．この少陰病期は現代医学における point of no return，すなわち，この時期の治療が十分になされないと予後が不良となる病期である．

　このように『傷寒論』における記載は，現代医学における感染症治療の原則と同一の考え方で記載されているのが大変特徴的であると考えられる．この大昔の感染症治療マニュアルである『傷寒論』に記載されている漢方薬には，ある程度の有効率が予想される表現も認められる．すなわち，葛根湯①に「主る」という表現があるときは，葛根湯①を用いると8割程度の有効率が得られるという意味である．同様に「宜し」という表現があれば6割程度の有効率であり，「与じ」などの表現があれば2〜3割程度の有効率であると考えられる．

Ⅱ. 漢方治療各論

　呼吸器感染症は，大きく分けて気道感染と肺炎に分けられる．気道感染は主にウイルスによる感染が多く，呼吸細気管支から肺胞への移行部ではマイコプラズマ，レジオネラ，クラミジアによる感染が多く，肺胞レベルでは肺炎双球菌を中心とした細菌が主となる感染が多い．漢方薬は抗ウイルス作用があるので，主に咽喉頭部から上気道に対する感染に有効である．呼吸細気管支から肺胞への移行部の感染ではマクロライド系，テトラサイクリン系，ニューキノロン系の抗菌薬が，肺炎ではペニシリン系の抗菌薬が有効となる．気道に細菌感染が合併していれば，抗菌薬の投与が優先されるが，呼吸器疾患の諸症状を改善するために漢方薬を併用することは，日常臨床でしばしば経験されるところである．

1. かぜ症候群（インフルエンザとCOVID-19を含む）

漢方薬が抗菌効果を発揮するメカニズム

　抗ウイルス作用を示す代表的な漢方薬は**葛根湯①**である．**葛根湯①**が有効性を発揮する機序は次のとおりである．

　かぜの原因となるウイルスが上気道粘膜上に感染すると，生体防御反応として各種サイトカインが産生されるが，これらは同様に発熱，咳，痰などのかぜの諸症状を惹起する．**葛根湯①**を投与したとき，**図27**に示すように**葛根湯①**の代謝物質であるシンナミル化合物は，これらのサイトカインの産生を調整することで症状を緩和する．具体的にはウイルス感染が起こることで産生されるIFN（インターフェロン）から発熱誘導因子であるサイトカインIL（インターロイキン）-1αの過剰産生をシンナミル化合物が抑制するため，炎症反応をコントロールして解熱効果をもたらす．次いで生体側の免疫反応を増強するIFN-γやIL-12などのサイトカインを誘導することで細胞性免疫を増強し，ウイルスのさらなる増殖を抑制する．この抗ウイルス効果をもたらす生体反応に大変重要な役割を果たしているのが麻黄と桂皮である．

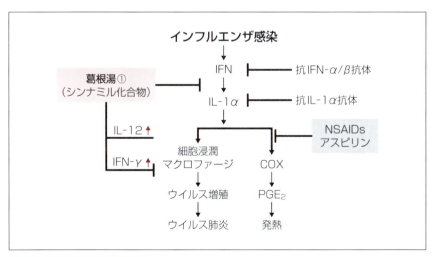

図27　葛根湯①の解熱作用
葛根湯①はIL-1αの過剰産生を抑制し，さらにIL-12とIFN-γを強く誘導して細胞性免疫を増強し，インフルエンザウイルスの増殖を抑制する．
(Kurosawa M, Imakita M, et al. 1996a；Kurosawa M, Imakita M, et al. 1996b；Kurosawa M, Tsurita M, et al. 2002；Kurosawa M. 1998 より作成)

Ⅱ. 漢方治療各論

この麻黄と桂皮をより多く含む漢方薬ほど，抗ウイルス効果が強力である．葛根湯①や麻黄湯㉗は，このような二相性のサイトカイン反応を惹起することで，抗ウイルス効果をもたらしている．大青竜湯（㉗＋㉘）はこの効果が麻黄湯㉗よりもさらに強く起こり，小青竜湯⑲は葛根湯①よりこの効果が弱いと考えられる．

デルタ株を中心とした軽症，中等症 COVID-19 感染症に有効性を示した柴葛解肌湯（①＋⑩⑨）もこのようなメカニズムによって抗ウイルス効果を示したと考えられる（Takayama S, Namiki T, et al. 2022）．

インフルエンザ感染においても麻黄湯㉗が葛根湯①より臨床的有効性が高いのは，麻黄湯㉗の方が葛根湯①より麻黄と桂皮の構成比率が高いからと考えられる（Nabeshima S, Kashiwagi K, et al. 2012）．

抗ウイルス効果が最も強いのが柴葛解肌湯（①＋⑩⑨）と大青竜湯（㉗＋㉘），次いで麻黄湯㉗，葛根湯①，小青竜湯⑲，さらに麻黄附子細辛湯⑰の順になると考えられる．柴葛解肌湯（①＋⑩⑨）と大青竜湯（㉗＋㉘）の比較では，柴葛解肌湯（①＋⑩⑨）は麻黄と柴胡を含むことから，表証と半表半裏の病態に有効と考えられる．デルタ株の COVID-19 は上気道から肺までの炎症を惹起することから，この方剤で有効性が得られたと考えられる．

自己の経験からではあるが，大青竜湯（㉗＋㉘）はオミクロン株の COVID-19 に有効である．オミクロン株の病態は，漢方医学的には強い表証の臨床症状を示すために大青竜湯（㉗＋㉘）が有効であると考えられる．このように麻黄と桂皮を含む抗ウイルス効果を示す漢方薬は，麻黄と桂皮の構成比率もさることながら，やはり漢方医学の概念による，患者の虚実寒熱，さらには病態も十分に考慮すべきである．

葛根湯①や麻黄湯㉗を飲んでこのような二相性の反応が起こりやすいヒトは，基礎代謝があり，免疫反応がよいタイプで，普段から元気で脈の触れが大変良いヒトである．逆に脈の触れが弱いヒトは基礎代謝が悪く，免疫応答も低いレベルにあると考えられる．ウイルス感染が成立すると発熱が起こるが，発熱することで，ノルアドレナリンが分泌され代謝が高くなり，ウイルスの動きが抑制される．同時に血液の循環がよくなり病巣にリンパ球が集積される．骨髄も反応してリンパ球を増殖する．麻黄はこれらの反応を強める役割を果たす．ただし，必要以上に体温が上昇すると体に負担がかかるので，一定以上の体温（セットポイント）になると，体温調節のために迷走神経末端からアセチ

1. かぜ症候群（インフルエンザと COVID-19 を含む）

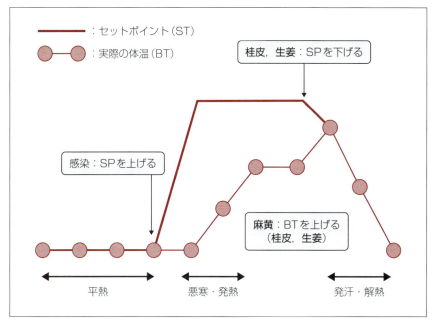

図 28　麻黄と桂皮・生姜の協働作用
（加藤士郎編．地域包括ケアシステムにおける漢方．ライフサイエンス：2019. p.28-33.）

ルコリンが出て発汗を促し，体温を下げる．桂皮はこの発汗作用を積極的に促進する（図 28）．これによって血中からノルアドレナリンが急速に消失し，逆に血中のアセチルコリン濃度が上昇する．病巣部に集まったリンパ球にはアセチルコリン受容体があり，そこに血中のアセチルコリンが作用することで，自己免疫抗体が活性化される（図 29）．したがって，麻黄と桂皮の構成比率が高い漢方薬ほど，このメカニズムが強く起こってくるので，免疫賦活効果が高いこととなる．

次に主要な方剤の構成生薬とその特性について示す．

麻黄湯㉗：麻黄，桂皮，甘草から構成され，麻黄と桂皮が構成生薬の 2/4 に相当するので抗ウイルス効果は大変強い．よってインフルエンザなどの強力なウイルスにも十分に効果がある．

葛根湯①：麻黄，桂皮，杏仁，葛根，生姜，大棗，芍薬，甘草の 7 つの生薬から構成されており，麻黄と桂皮は構成生薬の 2/7 に相当するので，**麻黄湯㉗**

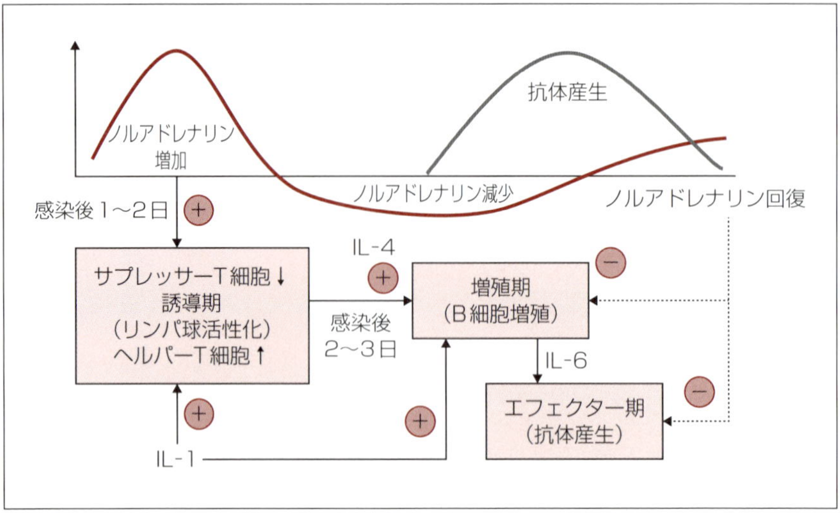

図 29　免疫臓器におけるノルアドレナリン動態とウイルス感染防御機構との相互作用

（加藤士郎編．地域包括ケアシステムにおける漢方．ライフサイエンス；2019. p.28-33.）

と比べて抗ウイルス効果は弱い．

小青竜湯⑲：麻黄，桂皮，乾姜，細辛，半夏，五味子，芍薬，甘草の 8 つの生薬からされており，麻黄と桂皮は構成生薬の 2/8 に相当するので，抗ウイルス効果は**葛根湯**①よりさらに弱い．

麻黄附子細辛湯(127)：麻黄，細辛，附子の 3 つの生薬から構成されており，冷え症改善のために代謝を高める細辛と附子が入っている以外に麻黄による抗ウイルス効果のみを期待している．

香蘇散(70)：香附子，蘇葉，陳皮，生姜，甘草の 5 つの生薬から構成されており，代謝に関与しつつ抗ウイルス効果を発揮する麻黄と桂皮は入っていないので，体力的に無理がかけられないヒトにも使用し得る．

1. かぜ症候群（インフルエンザと COVID-19 を含む）

かぜ症候群の急性期治療例

症例 1　46 歳，男性，会社員．
主訴：発熱，頭痛，首が張る，腰痛．
既往歴：高血圧と高脂血症．
現病歴：午前中は会社で働いていたが，午後から急に発熱，頭痛，首が張る，腰痛が出たので，病院を受診した．
現症：体温 38.6℃，身長 172 cm，体重 68 kg，血圧 132/72 mmHg，脈 82/分，整，胸部と腹部の理学的所見に異常なし．かぜと診断される．
漢方医学的所見：脈はやや数，実で浮，緊張は良好である．
治療：かぜの診断で，**葛根湯**①7.5 g/日をお湯に溶かして内服，さらに温かいうどんを食べ自宅で寝ていたら，翌日はすっかり元気になった．

症例 2　32 歳，男性，会社員．
主訴：発熱，咽頭痛，頭痛，関節痛．
既往歴：特になし．
現病歴：今朝より著明な高熱，咽頭痛，頭痛，関節痛あり．そのために近くの病院を受診した．
現症：体温 39.3℃，身長 174 cm，体重 62 kg，血圧 118/74 mmHg，脈 94/分，整，脈は良好に触れ，胸部と腹部の理学的所見に異常なし．検査でインフルエンザ A と診断される．
漢方医学的所見：脈は数，実，浮，緊張は良好である．
治療：インフルエンザ A の診断で，**麻黄湯**㉗7.5 g/日をお湯に溶かして内服した．翌日には大量の発汗とともに 37.4℃まで解熱，3 日目には体温は 36.8℃まで低下，臨床症状はすべて改善した．

クリニカルパール

　かぜ症候群における**葛根湯**①と**麻黄湯**㉗の有効性は 80％程度と報告されている（柏木征三郎，林純ほか．1986；感冒研究会，加地正郎ほか．1993）．筆者も高齢者 105 名を対象に**葛根湯**①か**麻黄湯**㉗を用いた自験例の成績では，臨床的に有効であった症例は 81.9％であった（加藤士郎，玉野雅裕

35

Ⅱ. 漢方治療各論

ほか，2015b）．麻黄湯㉗はインフルエンザに対しては，ノイラミニダーゼ阻害薬と同等の効果がある（Nabeshima S, et al. 2012）．

症例3 38歳，男性，サービス業．
主訴：発熱，頭痛，咽頭痛，背部痛．
既往歴：アトピー性皮膚炎．
現病歴：夕方仕事を終了し自宅に帰宅したところ，37.8℃の発熱，頭痛，咽頭痛，背部痛があったので，自宅で市販薬を飲んで就寝した．翌日38.6℃と発熱が悪化したため，近くの病院を受診した．
現症：体温38.8℃，身長174 cm，体重64 kg，血圧124/74 mmHg，脈92/分，整，胸部と腹部に異常なし．検査でCOVID-19と診断される（オミクロン株が流行中）．
漢方医学的所見：脈はやや数，実で浮，緊張は良好である．
治療：COVID-19（オミクロン株）の診断で**大青竜湯**（**麻黄湯**㉗7.5 g/日と**越婢加朮湯**㉘7.5 g/日）を同時にお湯に溶かして内服した．翌日はまだ38.2℃の発熱が継続したが，3日目には発汗とともに36.5℃まで解熱，5日目にはすべての臨床症状が改善した．

> ### クリニカルパール
> オミクロン株は上気道を中心とした感染が多く，漢方医学的には比較的表証の呼吸器感染症を起こす．したがって**大青竜湯**（㉗＋㉘）が適応となることが多い．これに対してデルタ株は，上気道から肺に至る感染が多く，漢方医学的には表証と半表半裏の呼吸器感染症を起こすので，麻黄と柴胡が入った方剤が必要となる．したがって**柴葛解肌湯**（**葛根湯**①と**小柴胡湯加桔梗石膏**⑩⑨）が適応となることが多い（Takayama S, Namiki T, et al. 2022）．

症例4 28歳，女性，主婦．
主訴：くしゃみ，鼻汁，痰を伴う咳．
既往歴：スギ花粉によるアレルギー性鼻炎．
現病歴：3日前から発熱と同時に，くしゃみ，鼻汁，痰を伴う咳が出現した．

36

1. かぜ症候群（インフルエンザと COVID-19 を含む）

汗が少し出て，倦怠感を覚えたので近くのクリニックを受診した.

現症：体温 37.2℃，身長 162 cm，体重 53 kg，血圧 108/64 mmHg，脈 74/分，整，胸部と腹部の理学的所見に異常なし．かぜと診断される.

漢方医学的所見：顔色もやや青く，脈は数遅中間，やや浮，中等度の緊張，胃部に振水音あり.

治療：かぜの診断で**小青竜湯**⑲ 9 g/日を内服したところ 2 日間で自覚症状はすべて消失した.

クリニカルパール

　小青竜湯⑲は，麻黄，桂皮，細辛，半夏，五味子，乾姜，芍薬，甘草の 8 種類から構成されており，麻黄と桂皮で抗ウイルス効果，麻黄と細辛で抗アレルギー効果がある．**小青竜湯**⑲の臨床的有効性は，自験例 36 例のアレルギー性鼻炎に投与した成績では，有効率 77.8％であった（加藤士郎，景山倫也ほか．2009）．麻黄によって胃腸障害の起こる人には**苓甘姜味辛夏仁湯**⑲が有効である.

症例 5　74 歳，男性，会社役員.

主訴：発熱，冷えと脱力感，喉の痛み.

既往歴：高血圧，高脂血症，脊椎管狭窄症，抗生物質や解熱薬による下痢.

現病歴：今日から 37.4℃の発熱，冷えと脱力感を覚えるとともに，咽頭痛を感じるようになったのでクリニックを受診した.

現症：体温 37.5℃，身長 167 cm，体重 56 kg，血圧 104/58 mmHg，脈 83/分，整，脈が触れにくい．胸部と腹部の理学的所見に異常なし．かぜと診断される.

漢方医学的所見：脈は数遅中間，沈，細，触れにくい.

治療：かぜの診断で**麻黄附子細辛湯**⑫ 7.5 g/日をお湯で溶かして内服したところ，翌日から解熱し，3 日後にはすっかり臨床症状が改善した.

クリニカルパール

　麻黄附子細辛湯⑫の有効性は，自験例として高齢者 75 名を対象に投与したところ，有効率 70.6％であった（加藤士郎，玉野雅裕ほか．2015a）.

37

Ⅱ. 漢方治療各論

また同様の症状に，背中に寒気を強く感じるときは，**桂姜棗草黄辛附湯**（⑫＋㊺）が適応となる．すなわち，このようなヒトには**麻黄附子細辛湯**⑫に**桂枝湯**㊺を合方するとよい（加藤士郎，玉野雅裕ほか．2015a）．咽頭痛のみがある人には**桔梗湯**⑬が適応となる．

症例6 81歳，女性，主婦．
主訴：発熱，頭痛，抑うつ気分，食欲低下．
既往歴：慢性胃炎，骨粗鬆症．
現病歴：2日前から37.8℃の発熱，頭痛，抑うつ気分，食欲低下が起こっていた．日頃から食欲があまりなく，少し多めに食べると胃もたれがすることが多かった．今日も発熱，頭痛，抑うつ気分，食欲低下が強くなってきたので，近くの病院を受診した．
現症：体温37.8℃，身長154 cm，体重48 kg，血圧102/54 mmHg，脈78/分，整，脈が触れにくい．胸部と腹部の理学的所見には異常はなかった．かぜと診断される．
漢方医学的所見：脈は数遅中間，沈，細，触れにくい．
治療：かぜの診断で，**香蘇散**⑦7.5 g/日をお湯で溶かして内服したところ，2日後から解熱とともに，頭痛と抑うつ気分も改善，食欲も改善した．

クリニカルパール

香蘇散⑦は香附子，陳皮，蘇葉，生姜，甘草から構成され，蘇葉の解熱，香附子と蘇葉で抑うつ改善，陳皮で食欲を改善する．体力が低下しているヒトや高齢者に用いることが多い．自験例であるが，高齢者60名を対象に有効率を検討したところ，86.7%の高い有効性が得られた（加藤士郎，玉野雅裕ほか．2015a）．

1. かぜ症候群（インフルエンザと COVID-19 を含む）

かぜ症候群の遷延期治療例

　葛根湯①を中心とした急性期治療を行ったときには80％程度の有効性を示すが，残り20％程度はかぜ症候群の遷延症状を示すこととなる．遷延症状は，ウイルスがまだ残存することによって起こる半表半裏の症状で，図30に示すように，全身倦怠感があり，体の熱感，食欲不振などが主症状のとき，図31に示すように，全身倦怠感はなく，気道炎症が残存したことによる咳や痰が主症状で，不眠や精神的な不穏症状などが主症状のときで別れることが多い．

　全身症状が主体のときは，体力が中等度以上であるヒトは，柴胡や黄芩のような抗炎症効果がある生薬を含む**小柴胡湯**⑨，さらに炎症による症状のみならず，頭痛，のぼせ，精神不安や神経過敏，身体の痛みのような自律神経失調症のような症状も合併しているヒトは，**小柴胡湯**⑨に桂皮や芍薬などの上半身や下半身の諸症状に有効な生薬も含んだ**柴胡桂枝湯**⑩が有効である．炎症症状とともに胸痛や咳，痰があるときには**柴陥湯**㉓が適応となる．

　体力が低下気味で，気力低下，微熱，盗汗，食欲不振，手足がだるいなどの症状が目立つヒトは，人参や黄耆などの食欲を改善し，体力の維持や気力低下に有効な生薬を含む**補中益気湯**㊶が有効である．

　さらに女性に多く認められることがあるが，かぜ症候群の後に体力が低下して，不安や不眠，神経過敏症状，口唇の乾燥感，下肢の冷えなどの症状が目

---

1. 柴胡剤

　a）体力が中等度以上ある人
　　➡**小柴胡湯**⑨
　b）体力が中等度の人で自律神経失調症のような症状がある人
　　➡**柴胡桂枝湯**⑩
　c）体力が低下していて倦怠感，盗汗，食欲不振などの症状がある人
　　➡**補中益気湯**㊶
　d）体力が低下していて不安，不眠，口唇の乾燥感，下肢の冷えのある人
　　➡**柴胡桂枝乾姜湯**⑪

2. **香蘇散**㉘や**参蘇飲**㊨は体力がなく，抑うつ傾向があり胃腸障害のある人

図30　長引いたかぜ症候群の治療法①—全身倦怠感があり，体の熱感，食欲不振などが主症状の場合

1．咳の程度の強いもの

➡麻杏甘石湯(55)，五虎湯(95)

2．咳とともに咽の乾燥感を伴うもの

a）体力が中等度はある人
➡麦門冬湯㉙

b）体力が低下している人
➡滋陰降火湯(93)

3．体力が低下していて咳と痰のあるもの

a）不眠を伴うもの
➡竹筎温胆湯(91)

b）痰が粘調で切れにくく，咽頭痛や嗄声のあるもの
➡清肺湯(90)，滋陰至宝湯(92)（清肺湯(90)よりさらに体力のないとき）

図31　長引いたかぜ症候群の治療法②—全身倦怠感がなく，咳や痰が主症状で不眠などを伴う場合

立ってきたときは，**柴胡桂枝乾姜湯**⑪が有効である．

かぜ症候群に罹患する前からうつ傾向で，胃腸障害気味で，かぜ症候群の後にこの症状がさらに悪化しているヒトには**香蘇散**(70)，このようなヒトで胃腸症状の訴えが目立つ例には**参蘇飲**(66)が有効である．

以上の処方のうち，**香蘇散**(70)と**参蘇飲**(66)が宋時代の処方，**補中益気湯**㊶が金元時代の処方であるが，他の処方はすべて『傷寒論』や『金匱要略』に掲載されている処方である．

図31に示した咳や痰に関する処方であるが，かぜ症候群の後に最も高頻度に発生する乾燥性の咳には**麦門冬湯**㉙が有効である．**麦門冬湯**㉙には，単なる鎮咳効果だけでなく，乾燥感を改善し，咳閾値を改善する効果がある．

気管支に炎症が進展し，呼吸困難感を伴うような咳には，**麻杏甘石湯**(55)，さらにこの咳が長く続くときには，**麻杏甘石湯**(55)に桑白皮という鎮咳薬を加えた**五虎湯**(95)が有効である．COVID-19の長引く咳嗽にも**五虎湯**(95)は有効であった．COVID-19で**五虎湯**(95)を投与して咳がまだ継続しているときには，**麦門冬湯**㉙の併用が効果的であった．

嘔吐するような強い咳のときには，**越婢加半夏湯**（⑯＋㉘）が有効である．微

1. かぜ症候群（インフルエンザと COVID-19 を含む）

熱，咳や痰などの呼吸器の症状以外に，不眠や不安，気分の低下などの精神症状があり，気力低下気味のヒトには，竹筎温胆湯�91が有効である．

基礎疾患に慢性閉塞性肺疾患（chronic obstructive pulmonary disease：COPD）があり，かぜ症候群の後に咳や痰が増えて困っているヒトには清肺湯�90が有効である．

比較的高齢者に多く認められる就寝後の咳には，滋陰降火湯�93が有効である．滋陰降火湯�93には，陰虚，すなわち乾燥性の変化を改善し，咳を改善する効果があるので，高齢者の咳に用いると有効なことが多い．殊に高齢者のかぜ症候群後の咳にはこのような病態が多い．

滋陰至宝湯�92は女性で，微熱気味，首に汗をかき，やや精神不安定気味のヒトに有効である．この病態は，中高年から高齢女性に多い非定型抗酸菌症（non-tuberculous mycobacterial infection：NTM）に多い．NTM の女性に多い精神不安，微熱，じっとりとした汗，咳や痰には滋陰至宝湯�92は有効である．

これら咳や痰の処方は，麦門冬湯㉙や麻杏甘石湯�55が『傷寒論』や『金匱要略』の時代に誕生した処方である以外は，他はほぼすべてが明代に誕生した『万病回春』に掲載されている処方である．私見ではあるが，明の時代は，宋の時代とともに中国で最も文化が発達した時代であり，しかも中国で一般のヒトが1日2食から3食になったとされている．同様に西洋では，大航海時代に入り，アジア圏との文化交流や物流が盛んになり，タバコなどの普及や結核関連疾患の広がり，高齢化などの現象があったのではないかと考えられる．そのような中で清肺湯�90，滋陰至宝湯�92，滋陰降火湯�93は誕生したものと考えられる．いずれにせよ，かぜ症候群の急性期と遷延期処方は『傷寒論』や『金匱要略』の時代に，咳や痰などの処方も『万病回春』の時代に完成し，500年経過した現代まで大きな変更はないと考えられる．

症例1 44歳，男性，会社員．
主訴：微熱，全身倦怠感，口内の苦みと粘つき．
既往歴：高血圧．
現病歴：日頃から健康であったが，仕事の疲れがたまってかぜに罹患，市販薬を飲むが症状が改善しないため，来院した．
現症：体温37.4℃，身長176 cm，体重68 kg，血圧118/68 mmHg，脈73/分，整，胸部と腹部の理学的所見に異常なし．遷延したかぜと診断される．

41

Ⅱ. 漢方治療各論

漢方医学的所見：脈は数遅中間，虚実中間，やや浮，弦，腹診で腹力中等度で胸脇苦満が右側にある．

治療：かぜ症候群の少陽病期と考え，**小柴胡湯**⑨ 7.5 g/日を投与し，3日目には症状はすべて改善した．

症例2 43歳，男性，会社員．

主訴：微熱，頭痛，倦怠感，のぼせ．

既往歴：慢性腰痛症，胃潰瘍．

現病歴：日頃から日曜日も休まず働くモーレツ社員であったが，かぜになったため市販薬を内服していた．咳や痰は良くなったが，体の芯が熱をもっていて，倦怠感が取れなかった．微熱，頭痛，のぼせもあった．

現症：体温 37.3℃，身長 172 cm，体重 67 kg，血圧 134/72 mmHg．脈 78/分，整，胸部と腹部の理学的所見に異常なし．遷延したかぜと診断される．

漢方医学的所見：脈は数遅中間，虚実中間，浮沈なく，やや弦．腹力中等度，やや腹直筋が緊張して，右側に胸脇苦満がある．

治療：かぜ症候群の少陽病期と考え，**柴胡桂枝湯**⑩ 7.5 k/日を内服したところ，3日目には元気になった．

症例3 63歳，女性，主婦．

主訴：手足を含む全身の倦怠感，疲労感，微熱傾向，食欲低下．

既往歴：慢性胃炎，骨粗鬆症，高血圧．

現病歴：日頃から体力がなく，少し仕事をしてもすぐに疲労する．8〜10日前にかぜにかかり，市販薬を内服するも，手足を含む全身の倦怠感，疲労感，食欲低下，微熱があり受診した．

現症：体温 37.2℃，身長 157 cm，体重 51 kg，血圧 108/68 mmHg．脈 60/分，整，胸部と腹部の理学的所見に異常なし．遷延したかぜと診断される．

漢方医学的所見：陰虚証，虚熱，脈は虚，沈，細である．胸部所見で腹力低下気味，軽度の胸脇苦満が右側にある．

治療：気力と体力の低下，食欲の低下があるので，**補中益気湯**㊶ 7.5 g/日を投与，4日目から気力と体力の低下が改善するとともに，食欲も改善し，6日目にはすべての症状が改善した．

1. かぜ症候群（インフルエンザと COVID-19 を含む）

クリニカルパール

　症例 2 に提示した**柴胡桂枝湯**⑩は中間証のヒトに起こる頭痛，のぼせ，不安，神経過敏，胃痛などの不定愁訴的な症状の万能薬であるが，**補中益気湯**㊶は虚証のヒトに起こる全身倦怠感，疲労感，食欲低下などの不定愁訴的な症状の万能薬で，「医王湯」とも呼ばれている．

　補中益気湯㊶は，高齢者 60 名を対象とした検討（加藤士郎，玉野雅裕ほか．2015b）で，体重を増加させ，NK 細胞を活性化することでかぜ罹患回数を対照群より低下させた．**十全大補湯**㊽や**人参養栄湯**⑩にも証が合えば同様の効果が得られる．さらに，老人保健施設に通所中の 145 名の高齢者を対象とした検討（加藤士郎，玉野雅裕ほか．2016a）では，**補中益気湯**㊶を中心とした補剤投与群では，対照群と比較して，体温と体重の有意な低下が認められず，インフルエンザの罹患率が対照群より有意に低下した（**図 32**）．市中肺炎の罹患率も，対照群と比較して有意に低下した（**図 33**）．またインフルエンザ罹患後の肺炎の罹患についても，対照群 40 例中 9 名がインフルエンザになり，4 人がその後肺炎を起こし，うち 2 名が死亡する一方，**補中益気湯**㊶を中心とした補剤投与群では，105 例中 10 名がインフルエンザになり，さらに 2 名が肺炎を起こし，1 名が死亡した（**図 34**）．したがって，**補中益気湯**㊶を中心とした漢方補剤による感染予防効果は，インフルエンザや肺炎などの重症呼吸器感染症にも有効であると考えられる．私見ではあるが，病院や施設の職員，入院患者や入所者からの臨床体験からは，**補中益気湯**㊶は COVID-19 に対する予防効果もある程度は期待できると考える．

症例 4　52 歳，女性，主婦.

主訴：喉や皮膚の乾燥感，乾咳.

既往歴：高血圧，更年期障害.

現病歴：日頃から体力は中程度であり，特にに日常生活に制限はない．10 日前にかぜに罹患し近医を受診し，感冒薬の投与を受けた発熱や痰などは改善したが，喉や皮膚の乾燥感と乾咳が改善しなかった．胃腸の調子もやや悪く，皮膚の乾燥感も強くなってきたために来院した.

現症：体温 36.4℃，身長 161 cm，体重 56 kg，血圧 136/78 mmHg，脈 58/日，

Ⅱ．漢方治療各論

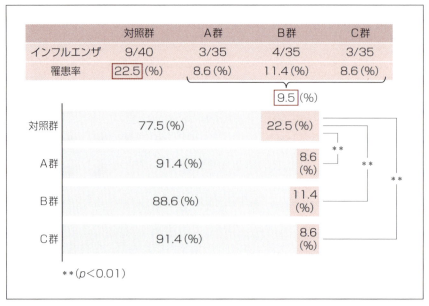

図32　インフルエンザの年間罹患数
対照群：入所から退所後1年間で補剤を投与しなかった40例（男性17例，女性23例）
A群：入所後3～6か月未満で補剤を投与，退所後1年間で補剤を投与しなかった35例（男性15例，女性20例）
B群：入所後6か月間で補剤を投与，退所後も6か月未満で補剤を継続した35例（男性15例，女性20例）
C群：入所後6か月間で補剤を投与，退所後も6か月以上1年以内で補剤を投与した35例（男性15例，女性20例）
（加藤士郎，玉野雅裕ほか．高齢者のインフルエンザと市中肺炎に対する漢方補剤の予防効果．漢方医学 2016；40：49-52.）

整，胸部と腹部の理学的所見に特に異常なし．かぜの遷延症状に伴う咳嗽と診断された．

漢方医学的所見：やや虚証，陰証，脈は中間，やや弦である．腹部所見で軽度の心下痞硬あり．

治療：かぜの遷延化によって陰虚証気味になったための乾咳と喉や皮膚の乾燥感と考え，**麦門冬湯**㉙ 9 g/日を投与した．投与3日目から次第に乾咳は改善し，5日目からは咳とともに乾燥感も消失した．

1. かぜ症候群（インフルエンザと COVID-19 を含む）

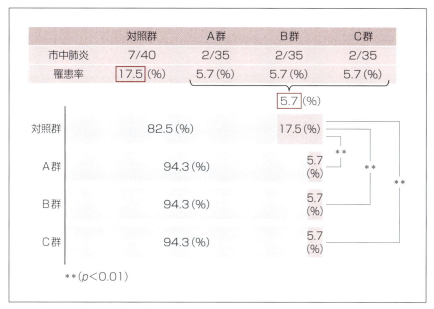

図 33　市中肺炎の年間罹患数
（加藤士郎，玉野雅裕ほか．高齢者のインフルエンザと市中肺炎に対する漢方補剤の予防効果．漢方医学 2016；40：49-52.）

症例 5　72 歳，男性，会社役員．
主訴：痰が多く出る咳．
既往歴：軽度の COPD，高脂血症．
現病歴：6 日前からかぜに罹患し，37.2℃の発熱，それとともに咳，痰が増え，2 日前から痰の量がさらに増えてきた．痰は頻回に出るが，特に朝起きると量が多い．症状が改善しないために来院した．
現症：体温 36.6℃，身長 168 cm，体重 59 kg，血圧 124/74 mmHg，脈 61/分，整．胸部と腹部の理学的所見には異常なし．基礎に軽い COPD があるヒトに罹患したかぜによる遷延性の痰の多い咳と診断された．
治療：かぜにより気道炎症が継続したことによる咳と痰と考え，**清肺湯**㊿ 9 g/日を投与したところ，4 日後から咳や痰が減り，1 週間後には臨床症状が消失した．

対照群	インフルエンザに罹患した9人中4人がその後市中肺炎を起こし，うち2人が死亡する.
A群	インフルエンザに罹患した3人中1人がその後市中肺炎を起こしたが，軽快した.
B群	インフルエンザと市中肺炎に関する因果関係はない.
C群	インフルエンザに罹患した3人中1人がその後市中肺炎を起こし死亡する.

＊対照群：40例中9人がインフルエンザ，さらに4人が肺炎を起こし2名(5%)が死亡する.
＊補剤投与群：105例中10人がインフルエンザ，さらに2人が肺炎を起こし，1名(1%)が死亡する.

図 34　インフルエンザと市中肺炎の関係
(加藤士郎，玉野雅裕ほか．高齢者のインフルエンザと市中肺炎に対する漢方補剤の予防効果．漢方医学 2016；40：49-52.)

症例 6　41 歳，女性，会社員.

主訴：呼吸困難感を伴う咳，痰.

既往歴：鉄欠乏性貧血，アレルギー性鼻炎.

現病歴：3 日前にかぜになり，微熱，咳，痰が出るようになった．市販薬を内服していたが，昨日から呼吸困難感が出てきたので来院した.

現症：体温 36.6℃，身長 161 cm，体重 53 kg，血圧 104/58 mmHg，脈 88/分，整，胸部と腹部の理学的所見には異常なし．かぜによる遷延症状と診断された.

治療：かぜの遷延症状による呼吸困難感，咳，痰と考え，**麻杏甘石湯**(55) 7.5 g/日を投与したところ，3 日間で呼吸困難，咳，痰は改善した.

クリニカルパール

かぜの遷延症状に伴う咳，痰は**麦門冬湯**㉙が最も高頻度に用いられ，痰が多いときは**清肺湯**(90)，呼吸困難を伴うときは，気管支拡張効果がある麻黄が入っている**麻杏甘石湯**(55)が良いと考える．COVID-19 のように咳が長引くときは，**麻杏甘石湯**(55)に鎮咳効果に優れた桑白皮を入れた**五虎湯**(95)が有効である.

II. 漢方治療各論

2 気管支喘息

　気管支喘息は2つの要因からなる．1つは慢性気道炎症であり，もう1つはこの炎症が原因となって起こる気道の狭窄である．したがって通常の西洋医学的治療は，気道の慢性炎症をコントロールするのと，気道の狭窄を拡張することにある（図35）．気道の炎症を止めて発作を予防する薬によって長期管理を行い，気道の狭窄を改善する薬によって発作時の治療を行うこととなる（図36）．

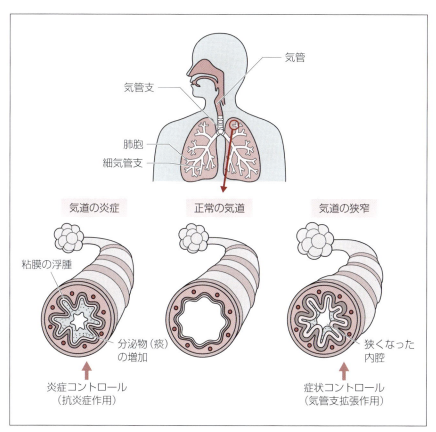

図35　気管支喘息の病態とコントロール
喘息は2つの要因からなる疾患である．

47

Ⅱ. 漢方治療各論

気道の炎症を止めて発作を予防する薬

長期管理薬

吸入と経口ステロイドが中心，他に経口テオフィリン薬，経口アレルギー薬，長時間作用性β_2刺激薬

気道の狭窄を改善する薬

発作治療薬

吸入β_2刺激薬，エピネフリン皮下注射，テオフィリンやステロイドの注射，酸素投与

図36　気管支喘息の西洋医学的治療

---

①咽喉頭部と皮膚の乾燥感

②乾性咳嗽

③冷え症による難治化

図37　西洋医学的治療の問題点

これらの標準的な西洋医学的治療の問題点は，咽喉頭部と皮膚の乾燥感，乾性咳嗽，冷え症による病態の難治化である（**図37**）．殊に成人喘息は女性に多く，成人女性の80％程度は冷え症があるという現状を考えると，多方面から漢方によるサポートが考えられる．

症例1　56歳，男性，農業．
主訴：発熱，咳，痰，喉の乾燥感．
既往歴：高血圧，高脂血症，糖尿病，喘息．
現病歴：日頃から喘息で吸入療法と内服薬の服薬を行い，近医に通院していた．体調は良好であったが，2週間前にかぜに罹患し，発熱，咳，痰をきたした．4〜5日経過を観察したところ，発熱や痰は改善してきたものの，喉の乾燥感を伴う乾咳が残ってしまった．咳が次第に強くなり，やや喘息発作もきたしたため来院した．

現症：36.3℃，身長168 cm，体重64 kg，血圧134/84 mmHg，脈78/分，整，胸部でややラ音を聴取する．腹部の理学的所見には異常はなかった．喘息にかぜが合併，その症状が遷延していると診断された．
漢方医学的所見：中間証，脈も中間，やや沈．
治療：喘息患者にかぜが合併し咳閾値が低下し，咳症状が悪化していると考え，麦門冬湯㉙ 9 g/日を投与した．乾咳は投与4日後からは改善，7日目にはすべての症状が改善した．

クリニカルパール

麦門冬湯㉙は図38に示すように，気道に炎症が継続すると発生するサブスタンスP，ニューロキニンAのような物質が，気管支C線維末端にある咳受容体に作用し，それが咳中枢に作用して咳が発生する．この作用を抑制する物質がニュートラルエンドペプチダーゼ (neutral endopeptidase：NEP) であるが，炎症が継続するとこのNEPが消失し，咳

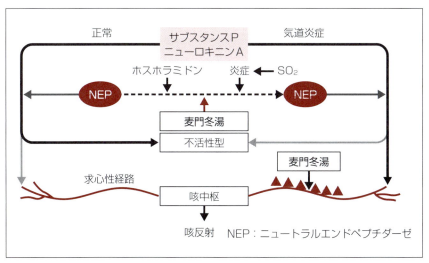

図38 麦門冬湯㉙の鎮咳作用機序
麦門冬湯㉙はニュートラルエンドペプチダーゼ (NEP) の作用を増強し続けることによって，気道粘膜のC線維末端のサブスタンスPやニューロキニンAなどのタキキニンの分解を促進することで咳感受性を低下させる．
（宮田　健．麦門冬湯の慢性炎症性気道疾患治療薬としての病態薬効解析．日本東洋医学会雑誌 2000；51：375-397.）

Ⅱ. 漢方治療各論

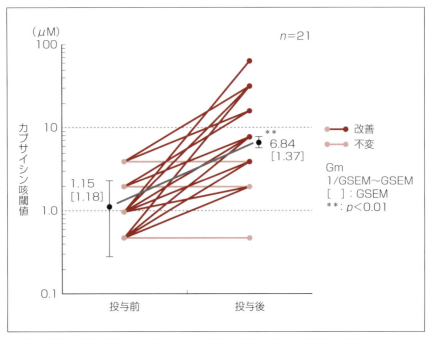

図 39　気管支喘息患者のカプサイシン感受性試験における咳閾値の変化
咳が遷延する症例に対する**麦門冬湯**㉙の臨床的有効性を示す．Gm (Geometric mean)：幾何学的平均
（渡邉直人，成剛ほか．咳感受性の亢進している気管支喘息患者と非喘息患者に対する麦門冬湯の効果の比較検討．日本呼吸器学会雑誌 2004；42：49-55．）

嗽が継続する．**麦門冬湯**㉙はこのNEPの消失を防ぐことで鎮咳効果を発揮する．最近はアクアポリン5を介する機序が考えられている．気管支喘息患者を対象としたカプサイシン感受性試験においても，**麦門冬湯**㉙を投与すると咳閾値が上昇することも報告されている（**図39**）（渡邉直人，成剛ほか．2004）．

症例2　36歳，女性，美容師．
主訴：強い咳，呼吸困難，喉のつまり．
既往歴：アレルギー性鼻炎，アトピー性皮膚炎，喘息．
現病歴：喘息でテオフィリン400 mg/日，モンテルカストナトリウム10 mg/日を内服．フルチカゾンプロピオン酸エステル600 μg/日とサルメテロールキ

2. 気管支喘息

シナホ酸塩 100 μg/日を吸入して病態は安定した．3日前にかぜとなり今日から強い咳と呼吸困難が出現したため来院した．

現症：36.6℃，身長 150 cm，体重 48 kg，血圧 108/68 mmHG，脈 88/分，整，胸部所見でラ音を聴取，腹部の理学的所見では異常なし．かぜによる喘息の悪化と診断された．

漢方医学的所見：中間証，脈も中間，やや浮．

治療：かぜによって喘息の病態が悪化し，強い咳と呼吸困難も出現した．麻杏甘石湯⑤ 7.5 g/日を投与したところ，3日間で咳と呼吸困難が改善した．

クリニカルパール

　麻杏甘石湯⑤は気管支拡張作用をもつ麻黄が入っているため，喘息で呼吸困難を伴う病態には有効である．

症例 3　56 歳，女性，主婦．

主訴：咳，痰，胸のつまりと呼吸困難感．

既往歴：喘息，更年期障害，高脂血症．

現病歴：6 か月前から喘息で通院中，テオフィリン 400 mg/日，プランルカスト水和物 4 C/日，サルメテロールキシナホ酸塩・フルチカゾンプロピオン酸エステル配合 600 μg/日を吸入していた．喘息発作はコントロールされてきたが，胸がつかえた感覚と呼吸困難が改善されなかったために来院した．

現症：体温 35.8℃，身長 159 cm，体重 56 kg，血圧 122/68 mmHg，脈 74/分，整，胸部の理学的所見ではラ音を聴取しないが，やや呼気の延長がある．腹部の理学的所見でややガスの貯留あり．喘息のコントロールがまだ十分にされていないと診断された．

漢方医学的所見：中間証であり，脈も中間，やや浮で弦である．腹診で心下痞硬があり，やや張っている．

治療：喘息の治療中，気うつの病態が十分に改善されないために，呼吸困難感を起こしていると考え，柴朴湯⑯ 7.5 g/日を投与した．1 週間後に喉のつまりと呼吸困難感が改善し始め，2 週間後にはかなり症状が改善，喘息の病態も安定した．1 か月後にはすべて症状が改善した．

Ⅱ. 漢方治療各論

クリニカルパール

　喘息でうつ状態があり，喉がつまる，胸が苦しい，腹部の張り感などの症状があるときには，**柴朴湯**⑯を処方する．逆に不安でヒステリックな状態のときには，**加味逍遙散**㉔が有効なことが多い．

症例4　32歳，女性，会社員．

主訴：咳，痰，手足と腹部の冷え，呼吸困難，月経不順．

既往歴：喘息，手足と腹部を中心とした冷え症，月経不順．

現病歴：1年前から中等度からやや重症の喘息のためテオフィリン400 mg/日，モンテルカストナトリウム10 mg/日，フェキソフェナジン塩酸塩60 mg/日を内服，サルメテロールキシナホ酸塩・フルチカゾンプロピオン酸エステル配合1,000 µg/日を吸入して加療していた．喘息発作をが十分にコントロールできず，日中の仕事や夜間の睡眠にも影響があった．手と足，胃腸を中心とした腹部に冷えがあり，月経不順が悪化し，月経が始まると喘息発作が頻発して，日常生活が著しく障害された．

現症：体温35.2℃，身長158 cm，体重52 kg，血圧114/72 mmHg，脈78/分，整，胸部の理学的所見には異常はなかったが，腹部に冷えが目立っていた．冷え症が原因のために喘息病態が悪化したと考えられた．

漢方医学的所見：虚寒症，脈は沈，細，やや弦，舌に瘀血，腹部に冷えがあり，心下痞硬と振水音があった．

治療：虚寒症，脾虚，瘀血があり，冷えが腹部を中心にあり，これにより肺が冷えている肺中冷という病態になっている．**六君子湯**㊸ 7.5 g/日と**桂枝茯苓丸**㉕ 7.5 g/日を併用投与した．投与1か月後には冷えが改善され，喘息発作もかなり軽減，2か月後には手と足，胃腸の冷えと月経不順が改善されるとともに，喘息もコントロールされた．投与3か月後には漢方薬と吸入薬のみで経過良好となり，4か月後には漢方薬のみですべての症状が改善されていた．

クリニカルパール

　現代の20～50歳女性の80%以上に冷え症があり，この冷え症が婦人科疾患のみならず，一般的な内科疾患にも大きな影響を与えている．腹

2. 気管支喘息

部が冷えるとその上方にある肺が冷える肺中冷という病態になり、これによって喘息が悪化することが最近経験される。冷え症の改善には**当帰四逆加呉茱萸生姜湯**㊳，**当帰芍薬散**㉓，**桂枝茯苓丸**㉕を用いることが多いが，下半身の浮腫が強いときは**防已黄耆湯**⑳を用い，胃腸が弱く，腰から下肢が冷え，上半身が少しのぼせるときは**五積散**㊳を用いる．

症例5　28歳，女性，主婦．

主訴：咳，痰，腰の冷えと痛み，月経不順．

既往歴：喘息，腰の冷えと痛み，月経不順．

現病歴：1か月で4kgのダイエットに成功し，体重52kgから48kgになった．3か月前から中等度の喘息発作のために通院を開始．テオフィリン400mg/日，モンテルカストナトリウム10mg/日を内服，フルチカゾンプロピオン酸エステル800μg/日とサルメテロールキシナホ酸塩100μg/日を吸入して加療していた．通院7日で発作はかなり改善したが，月経不順とともに喘息病態が悪化した．月経不順による喘息病態の悪化と診断された．

現症：35.7℃，身長162cm，体重48kg，血圧102/62mmHg，脈74/日，整，胸部の理学的所見には異常はないが，腹部所見で腰から下の冷えが著明であった．

漢方医学的所見：虚寒証気味，腎陽虚のために腰が冷えている．脈は沈・細，尺脈が両側で触知しない．腹診で小腹不仁がある．

治療：1か月で4kgの急激なダイエットを行ったために，腎陽虚となり，下腹部が冷えて月経不順が起きるとともに肺中冷が併せて起きたため喘息病態となったと考えられた．脾虚もないので，**八味地黄丸**⑦7.5g/日を投与したところ，腎陽虚の所見，腰痛と腰の冷えが改善，2か月後には月経不順も改善，喘息は安定化した．3か月後には**八味地黄丸**⑦の内服のみで喘息発作も認められなくなった．4か月後には体重が52kgとダイエット前に回復したところで漢方薬も廃薬できた．

クリニカルパール

　症例4と同様に症例5にみられるように，女性に冷え症が起こること

53

Ⅱ. 漢方治療各論

によって喘息が起こってくるヒトが増えている．女性の冷え症は治療すべき病態であると考える（玉野雅裕，加藤士郎ほか．2015；加藤士郎，松崎靖司．2019）.

症例 6　33歳，女性，会社員.

主訴：鼻汁，咳，痰，呼吸困難.

既往歴：喘息，スギ花粉によるアレルギー性鼻炎.

現病歴：日頃から喘息があり，内服薬と吸入薬で喘息は安定して管理されていた．しかしスギ花粉症の時期になると，アレルギー性鼻炎を起こし，これにより喘息病態が悪化することが毎年起きていた．今年もスギ花粉症の時期になり，抗ヒスタミン薬や抗アレルギー薬を内服していたが，アレルギー性鼻炎がコントロールできず，喘息も悪化したため来院した.

現症：体温 35.8℃，身長 162 cm，体重 53 kg，脈 76/分，整，胸部と腹部の理学的所見には異常を認めなかった．アレルギー性鼻炎（スギ花粉による）によって喘息病態が悪化したと考えられた.

漢方医学的所見：やや虚寒証気味，脈はやや沈・細，腹診で心下に振水音がある.

治療：アレルギー性鼻炎のために西洋医学的治療を行っていたが，症状が改善されないため，喘息病態が悪化したと考えられる．これを改善するために小青竜湯⑲ 9 g/日を投与したところ，1週間後にはアレルギー性鼻炎が改善され，次いで喘息の症状も著明に改善した.

クリニカルパール

　1997年頃から "one airway, one disease" という概念が提唱され，鼻炎と喘息は1つの病態で同じ機序で起こると報告されている（Leynaert B, Neukirch F, et al. 2000；Yamauchi K, Tamura G, et al. 2009）．筆者もアレルギー性鼻炎を合併した喘息に対する漢方治療の有効性を報告している（加藤士郎，小曽根早知子ほか．2013）.

II. 漢方治療各論

3 慢性閉塞性肺疾患

　COPDは図40に示すように，肺胞構築が破壊され気腫性変化を示す病変と，気道に慢性炎症をきたす病変が混在している．これによって咳，痰，労作性の呼吸困難などの臨床症状をきたす．病因は，タバコの煙，大気汚染，室内煙などの有毒粒子やガスで，それらが末梢気道で炎症を起こし，さらに中枢気道に慢性気管支炎を起こし，一方，肺胞壁を破壊して気腫性病変を起こすタイ

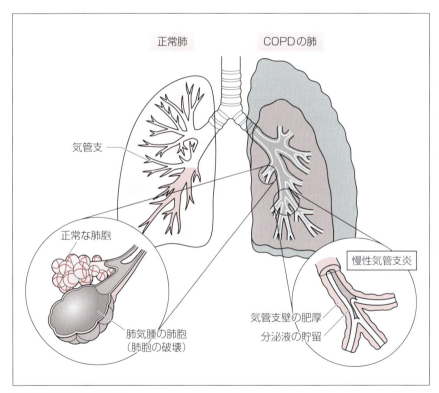

図40　COPDの病態
肺胞構造の破壊（気腫病変）が主に労作性の呼吸困難を生じ，気道の慢性炎症病態が咳嗽/喀痰を生じる．
（高橋敬治監修．喫煙者への警鐘．日本ベーリンガーインゲルハイム作成資料をもとに作成）

Ⅱ. 漢方治療各論

プがある．慢性気管支炎の病変が目立つ慢性気管支炎タイプと気腫性の病変が目立つ肺気腫タイプがある（図 41）．COPDでは不可逆性の閉塞性換気障害を呈し，病態的には慢性気管支炎，肺気腫，喘息が混合している（図 42）．初期

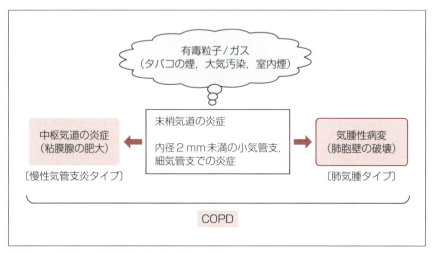

図 41　COPD の気流制限に至るメカニズム

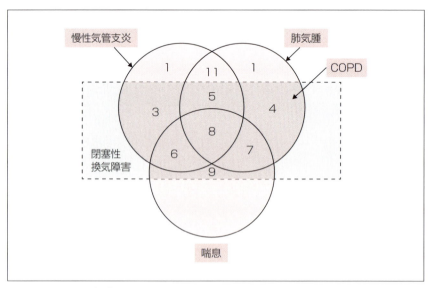

図 42　COPD の概念

3. 慢性閉塞性肺疾患

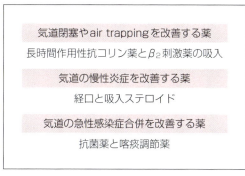

図43 COPDの西洋医学的治療

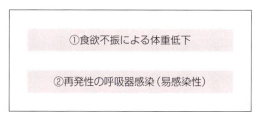

図44 COPDの西洋医学的治療の問題点

には気管支や肺に炎症の病態を起こし，やがて全身性の炎症性疾患の病態となる．

　COPDの西洋医学的治療は，気道閉塞やair trappingを改善する長時間作用性抗コリン薬とβ₂刺激薬の吸入，気道の慢性炎症を改善する経口および吸入ステロイド，気道の急性感染症合併を改善する抗菌薬と喀痰調節薬などを用いる（図43）．

　西洋医学的治療の問題点は，COPDが進行すると認められる食欲不振による体重低下，さらに易感染性による再発性の呼吸器感染である（図44）．これらの問題に対して，漢方薬を併用することは臨床的に有効なことが多い．殊にCOPDが高齢者男性に多く，進行期には胃腸障害を合併することが多いので，四君子湯[75]，六君子湯[43]，大建中湯[100]などの補脾剤，体力低下や易感染性を改善する補中益気湯[41]，十全大補湯[48]，人参養栄湯[108]などの参耆剤，高齢者の加齢現象に有効な六味丸[87]，八味地黄丸[7]，牛車腎気丸[107]などの補腎剤がある（図45）．これらの漢方薬を西洋医学的治療と併用することが多い．

①初期から用いる方剤

清肺湯⑼，麦門冬湯㉙，滋陰降火湯⑼など

②中期から進行期に用いる方剤

補脾剤	四君子湯㊷，六君子湯㊸，大建中湯⑽
補腎剤	六味丸⑻，八味地黄丸⑦，牛車腎気丸⑽
参耆剤	補中益気湯㊶，十全大補湯㊽，人参養栄湯⑽

図 45　COPD の漢方治療

症例 1　67 歳，男性，会社役員．

主訴：乾燥性の咳．

既往歴：軽度 COPD（喫煙：1 日 30 本，30 年間，60 歳から禁煙），高血圧，高脂血症．

現病歴：軽度の COPD のために通院中，長時間作動型抗コリン薬と β_2 刺激薬を併用吸入して経過は良好であった．3 日前からかぜに罹患し，乾燥性の咳が継続するために来院した．

現症：体温 36.4℃，身長 172 cm，体重 58 kg，血圧 128/74 mmHg，74/分，整，胸部の理学的所見として呼吸音の低下と呼気の延長が認められる．腹部の所見には異常はない．軽度 COPD にかぜが合併したための咳と診断された．

漢方医学的所見：やや虚証，脈はやや沈，細，腹診で軽い小腹不仁あり．

治療：軽度 COPD にかぜが罹患したための乾燥性の咳と考え，**麦門冬湯㉙** 9 g/日を投与した．投与 3 日後には咳は改善され，5 日後には消失した．

クリニカルパール

COPD で乾燥性の咳が認められたときには，**麦門冬湯㉙**が有効である．

症例 2　76 歳，男性，農業．

主訴：咳，湿性痰，労作時の呼吸困難．

既往歴：中等度 COPD（喫煙歴：1 日 20 本 50 年間，70 歳から禁煙），高血圧，

3. 慢性閉塞性肺疾患

胃炎.

現病歴：中等度 COPD のために通院中，長時間作動型抗コリン薬と β_2 刺激薬を併用吸入，テオフィリン徐放錠を内服して経過良好であった．4日前からかぜに罹患し，咳と痰が出現，2日前から湿性痰が増えるとともに，労作時の呼吸困難も出現したために来院した．

現症：体温 36.6℃，身長 166 cm，体重 57 kg，血圧 128/76 mmHg，脈 82/分整，胸部の理学的所見で呼吸音が減弱している．腹部所見には異常なし．中等度 COPD にかぜが合併したための咳，痰，労作時呼吸困難と診断された．

漢方医学的所見：中間証，脈も中間，やや沈，腹診も正常である．

治療：中等度 COPD にかぜが合併したための咳，多量の痰，労作時の呼吸困難と考え，清肺湯⑨ 9 g/日を投与した．投与1週間で咳と痰は減少，労作時の呼吸困難も改善してきた．投与2週間で症状は消失した．

クリニカルパール

　COPD の咳は乾性のときは**麦門冬湯**㉙が有効であり，痰が多く切れにくいときは**清肺湯**⑨が有効である（加藤士郎．2012）．COPD 31 例を禁煙させ，15 例を対照群，16 例に**清肺湯**⑨ 9 g/日を投与して2年間臨床症状と画像所見の変化を検討した（**表 1**）．臨床症状は，**清肺湯**⑨投与群は，コントロールに比して，投与1か月，3か月，6か月は有意に改善した（p <0.001，p<0.01，p<0.05）が，12 か月後には有意差が認められなくなった．逆に画像所見は6か月後から改善してきた（p<0.05）．この成績を**図 46** に示す（加藤士郎，松田俊哉ほか．2005a）．このように COPD の慢性気道炎症による咳や痰には**麦門冬湯**㉙や**清肺湯**⑨は有効である．

症例 3　71 歳，男性，会社役員．

主訴：全身倦怠感，食欲不振，体重減少（3 kg）．

既往歴：中等度 COPD（喫煙歴：1日 20 本 40 年間，65 歳から禁煙），高血圧，糖尿病．

現病歴：中等度の COPD のために通院中，長時間作動型抗コリン薬と β_2 刺激薬を併用して吸入，テオフィリン徐放錠を内服し経過は良好，7日前からかぜに罹患し，市販薬を内服することによって咳と痰は改善したものの，その後全身倦怠感と食欲不振となり，体重も 3 kg 減少したために来院した．

59

II. 漢方治療各論

表1　COPDに対する清肺湯⑨の有効性

	対照群	清肺湯⑨投与群	
症例数	15例	16例	n.s.
年齢（歳）	66.7±1.7	66.7±1.8	n.s.
性別	男性15例・女性0例	男性16例・女性0例	n.s.
身長（cm）	167.3±1.0	167.2±1.5	n.s.
体重（kg）	58.4±0.9	61.1±2.1	n.s.
BMI	21.0±0.16	21.8±0.43	n.s.
GOLD分類*	0：1例, I：6例, II：9例	0：2例, I：5例, II：8例	n.s.
Smoking index	1052.7±83.4	988.4±92.4	n.s.

（加藤士郎，松田俊哉ほか．慢性閉塞性肺疾患における禁煙と清肺湯併用の臨床的意義．漢方と最新治療 2005；14：260-265.）

＊GOLD分類については**表3**参照．

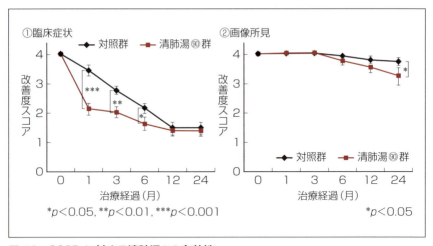

図46　COPDに対する清肺湯⑨の有効性
（加藤士郎，松田俊哉ほか．慢性閉塞性肺疾患における禁煙と清肺湯併用の臨床的意義．漢方と最新治療 2005；14：260-265.）

現症：体温36.2℃，身長171 cm，体重56 kg，血圧126/64 mmHg，脈70/分，整，全身の皮膚はやや乾燥傾向にあった．胸部と腹部の理学的所見には異常はなかった．

3. 慢性閉塞性肺疾患

表2 COPD 30 例の内訳

COPD 30 例（男性 21 例，女性 9 例，平均年齢 67.8±8.2 歳）を 3 群に分けた	
I 群	男性 7 例，女性 3 例，平均年齢 65.2±6.8 歳， % VC74.2±8.4%，$FEV_{1.0\%}$ 58.7±5.2 (%)， % DLco68.7±8.5%，体重 58.6±11.2 kg
II 群	男性 7 例，女性 3 例，平均年齢 71.2±8.6 歳， % VC71.5±11.2%，$FEV_{1.0\%}$ 56.8±8.0 (%)， % DLco62.8±9.5%，体重 54.7±5.5 kg
III 群	男性 7 例，女性 3 例，平均年齢 66.3±4.5 歳， % VC75.7±9.4%，$FEV_{1.0\%}$ 60.1±11.2 (%)， % DLco70.2±8.9%，体重 59.5±6.7 kg

（加藤士郎，木代　泉ほか．慢性閉塞性肺疾患における補中益気湯と小柴胡湯の有効性．漢方と免疫アレルギー 2001 : 15 : 21-27. ）

漢方医学的所見： 虚証，脈は沈，細，弦，腹診で腹力低下，胸脇苦満あり．COPD の 2 次感染後に起こる食欲低下と診断された．

治療： COPD に起こる易感染予防，気力低下，食欲低下，全身倦怠感改善の目的で**補中益気湯**㊶7.5 g/日を投与した．投与 4 日目には気力低下や全身倦怠感は改善し，1 週間後には食欲低下も改善，2 週間後には 3 kg 減少した体重も回復した．経過が良好であったため，2 か月後には投与を中止した．

クリニカルパール

表2 に示す COPD 30 例を対象とした研究において，コントロール群 10 例と**小柴胡湯**⑨ 10 例では体重増加作用は認められなかったが，**補中益気湯**㊶ 10 例は投与前後で有意な体重増加が認めれれた（図 47，$p<0.05$）．NK 細胞活性化と 2 次感染予防効果は**補中益気湯**㊶と**小柴胡湯**⑨投与群に認めれれた（図 48，$p<0.05$）．2 次感染予防効果は，**補中益気湯**㊶群と**小柴胡湯**⑨群に認めれれた（図 49，$p<0.05$）．よって**補中益気湯**㊶には COPD に伴う 2 次感染予防効果や食欲不振改善による体重増加効果があることが示された（加藤士郎，木代　泉ほか．2001）．この報告を受けて COPD に対する**補中益気湯**㊶の有効性を検討する全国的な多施設共同治験が実施されほぼ同様の有効性が示された（Shinozuka N, Tatsumi K, et al. 2007）．

II. 漢方治療各論

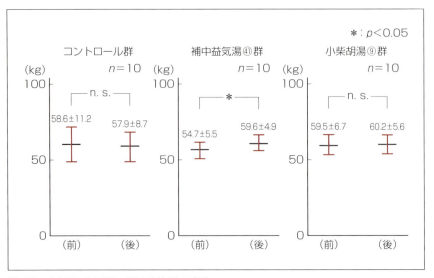

図47 COPD 30例における体重の変化
(加藤士郎, 木代 泉ほか. 慢性閉塞性肺疾患における補中益気湯と小柴胡湯の有効性. 漢方と免疫アレルギー 2001；15：21-27.)

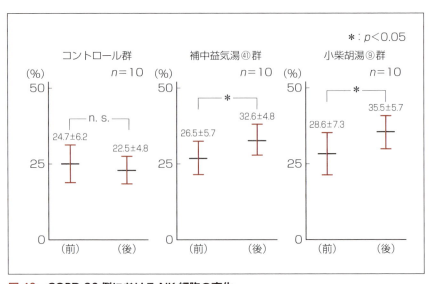

図48 COPD 30例におけるNK細胞の変化
(加藤士郎, 木代 泉ほか. 慢性閉塞性肺疾患における補中益気湯と小柴胡湯の有効性. 漢方と免疫アレルギー 2001；15：21-27.)

3. 慢性閉塞性肺疾患

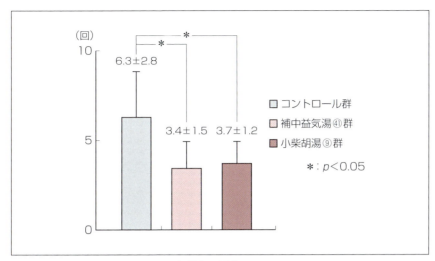

図49 COPD 30例における2次感染の頻度
(加藤士郎, 木代　泉ほか. 慢性閉塞性肺疾患における補中益気湯と小柴胡湯の有効性. 漢方と免疫アレルギー 2001；15：21-27.)

症例4　78歳，男性，無職．
主訴：全身倦怠感，食欲不振，体重減少（2kg）．
既往歴：中等度COPD（喫煙歴：1日35本，35年間，70歳から禁煙），高血圧，貧血傾向．
現病歴：中等度のCOPDのために通院中．長時間作動型抗コリン薬とβ_2刺激薬を併用吸入して安定していた．5日前からかぜに罹患し，抗菌薬とアセトアミノフェン配合剤を処方され，膿性痰と咳，発熱も改善された．しかしながら，次第に全身倦怠感．食欲不振となり，体重も2kg減少したために来院した．
現症：体温35.8℃，身長167 cm，体重58 kg，血圧118/64 mmHg，脈，72/分，整．全身の皮膚が乾燥していた．やや貧血傾向があるが，胸部と腹部の理学的所見に異常はなかった．中等度COPDに合併したかぜによる全身倦怠感，食欲不振，体重減少と診断された．
漢方医学的所見：虚証．脈は沈，細，腹力は低下，血虚あり．
治療：皮膚感想，軽度貧血も合併する中等度COPDの全身倦怠，食欲不振を考え，**十全大補湯**㊽7.5 g/日を投与した．投与1週間で全身倦怠，食欲不振が

Ⅱ. 漢方治療各論

改善し，投与 2 週間で体重も 2 kg 増加してもとの体重に回復した．

症例 5 72 歳，男性，飲食業．
主訴：全身倦怠感，食欲不振，体重減少（3 kg），咳，不眠．
既往歴：中等度 COPD（喫煙歴：1 日 25 本，35 年間，60 歳から禁煙）．
現病歴：中等度 COPD のため近医に通院，長時間作動型抗コリン薬と β_2 刺激薬を併用して吸入，去痰薬を内服していた．4 日前からかぜに罹患，微熱，全身倦怠感，食欲不振，咳，痰などが出現したため，抗菌薬とアセトアミノフェン配合剤を処方され，微熱，咳，痰は改善してきたが，全身倦怠感，食欲不振に加えて不眠が出現したために来院した．
現症：体温 36.3℃，身長 163 cm，体重 51 kg，血圧 118/72 mmHg，脈 88/分，整，両側頸静脈がやや怒張，胸部の理学的所見で全肺の呼吸音が低下，腹部の所見には異常はない．中等度 COPD にかぜが合併したための全身倦怠感，食欲不振，体重減少，不眠と考えられる．
漢方医学的所見：虚証，脈は沈，細，腹力低下，血虚，肺虚，脾虚が目立っていた．
治療：中等度 COPD にかぜが合併したため，血虚，肺虚，脾虚が目立ってきたため，**人参養栄湯**⑩ 9 g/日を投与した．投与した 5 日目から全身倦怠感，食欲不振，微熱，咳，痰が改善し，投与 2 週間で不眠も改善し，体重も 3 kg 増加して元の体重に回復した．

クリニカルパール

COPD に対する 3 大参考剤は，COPD に合併する食欲低下，体重減少，易感染性に対して有効であり，殊に軽い貧血や乾燥体質があれば**十全大補湯**⑱が有効であり，これに更に咳，痰，不眠などが合併するときには**人参養栄湯**⑩が有効である（加藤士郎，玉野雅裕ほか．2016b）．COPD は西洋医学的治療と漢方治療の併用が大変有効な慢性呼吸器疾患である．呼吸不全症状の有無，栄養障害の有無，さらに GOLD（Global Initiative for Chronic Obstructive Lung Disease）分類による COPD の重症度を組み合わせた西洋医学的治療と漢方治療併用療法について**表 3** に示す．この表から理解し得るように，COPD が重症化すると出現する栄養障害，

64

3. 慢性閉塞性肺疾患

表3 COPD の西洋医学的治療と漢方治療の併用療法

分類	呼吸不全	栄養障害	その他の症状	西洋薬	漢方薬	GOLD*との対応
A	×	×	咳，痰	去痰薬 鎮咳薬	麦門冬湯㉙ 清肺湯⑩	I
B	○	×		抗コリン薬 β_2刺激薬	麦門冬湯㉙ 清肺湯⑩	多くはII Iが一部
C	×	○	胃部不快感		六君子湯㊸ 補中益気湯㊶ 十全大補湯㊽ 人参養栄湯⑩	多くはII IIIが一部
D	○	○	胃部不快感 全身倦怠感 食欲不振	抗コリン薬 β_2刺激薬	六君子湯㊸ 補中益気湯㊶ 十全大補湯㊽ 人参養栄湯⑩	III, IV （水毒，気・血虚）
			腎虚が認められる場合		六味丸㊸ 八味地黄丸⑦	
			裏熱を伴う咳，痰		麦門冬湯㉙ 滋陰降火湯㊈	
			湿性痰	エリスロマイシン	清肺湯⑩	

*GOLD (global initiative for chronic obstructive lung disease) 重症度分類（対象：1秒率70〈％〉未満の患者）
　GOLD I 　％1秒量80（％）以上
　GOLD II 　50（％）≦％1秒量<80（％）
　GOLD III 　30（％）≦％1秒量<50（％）
　GOLD IV 　％1秒量30（％）未満

（加藤士郎．臨床力をアップする漢方．中山書店：2016．p.72）

さらに COPD は高齢男性に多いため，これに伴う加齢現象に漢方治療が有効であると考える．

症例6 81歳，男性，無職.
主訴：腹部膨満感，便秘，呼吸困難.
既往歴：中等度COPD（喫煙歴：1日20本，50,年間，72歳から禁煙），高血圧，便秘.
現病歴：中等度 COPD のために長時間作動型抗コリン薬を吸入していた．こ

65

Ⅱ. 漢方治療各論

の吸入治療によって症状は安定化していた．しかしながら，もともと便秘気味
であったのが，さらに悪化し，腹部膨満感が出現，呼吸困難を感じるように
なったため来院した．

現症： 身長 161 cm，体重 54 kg，血圧 134/78 mmHg，脈 78/分，整，胸部
の理学的所見はとくに問題なかったが，腹部で腹部膨満があり，腹部の蠕動音
も低下してた．COPD の抗コリン薬吸入による副作用と考えられた．

漢方医学的所見： 虚証，脈は沈，細，腹部所見で腹力低下，腹部が張っていて
冷えている．

治療： COPD 治療のために用いた抗コリン薬の副作用によって大腸の蠕動低
下による腹部膨満と便秘と考えられる．**大建中湯⑩** 7.5 g/日を投与したところ，
2 週間後に腹部膨満が改善，便秘も改善してきた．1 か月後にはこれらの症状
はすべて改善，呼吸困難も改善した．

クリニカルパール

　COPD 患者は高齢者に多く，もともと便秘を合併していることがよく
みられる．これに抗コリン薬を吸入することで腹部膨満や便秘が増悪する
ことが多い．これらの患者に**大建中湯⑩**を投与することで，気管支拡張薬
の忍容性が改善し，それに伴い COPD 急性増悪による再入院または死亡
のリスクを低減した可能性がある．**大建中湯⑩**は COPD の高齢者に対す
る支持療法として有効性があると考える (Jo T, Michihata N, et al. 2018)．
COPD は肺からの炎症が全身に及び，多臓器障害をきたすことが多いの
で，漢方薬が有効なことが多い．

II. 漢方治療各論

副鼻腔気管支症候群

　副鼻腔気管支症候群（sinobronchial syndrome：SBS）は，慢性・反復性に好中球による気道炎を上気道と下気道に合併した病態であり，慢性副鼻腔炎に下気道の炎症性疾患である慢性気管支炎，気管支拡張症，さらにびまん性汎細気管支炎が合併した病態である．臨床症状は湿性咳，痰などが多く，特にアジア系の人々にみられ，治療の基本はマクロライド系抗菌薬の少量長期療法である．

　1997年頃から"one airway, one disease"という概念が提唱され，鼻炎や副鼻腔炎と下気道の炎症は1つの病態で，同じ機序で起こると報告され，下気道の炎症を改善するには，殊に鼻炎や副鼻腔炎のコントロールが重要となってきた．漢方薬では葛根湯加川芎辛夷②，荊芥連翹湯㊿，辛夷清肺湯⑩の3つが鼻炎や副鼻腔炎の炎症をコントロールするのに有効である．一般的に使用頻度が最も多いのが，葛根湯加川芎辛夷②で，エリスロマイシンとの併用が多い．

症例1　39歳，男性，会社員．
主訴：咳，痰，鼻閉，鼻漏，後鼻漏，軽度呼吸困難．
既往歴：びまん性汎細気管支炎，脊椎管狭窄症．
現病歴：初期のびまん性汎細気管支炎との診断で，エリスロマイシン400 mg/日を6か月間内服したところ，咳，痰は減少したが，鼻閉，鼻漏，後鼻漏などの副鼻腔炎症状はあまり改善しなかったため来院した．
現症：体温36.4℃，身長177 cm，体重68 kg，血圧118/74 mmHg，脈76/日，整，胸部と腹部の理学的所見には特に異常はなかった．びまん性汎細気管支炎に合併する副鼻腔の炎症による症状と診断された．
漢方医学的所見：やや実証，脈は実でやや浮，腹診で腹力も強い．
治療：副鼻腔症状の改善を目的として，エリスロマイシンに葛根湯加川芎辛夷②7.5 g/日を併用投与した．1か月後，副鼻腔症状が改善され，2か月後や喀痰量が1日75 mLから25 mL程度まで減少し，呼吸困難などの下気道症状も改善した．このときの胸部CTスキャン画像を図50に示す．葛根湯加川芎辛夷②投与前の胸部CTスキャン画像に認められた細粒状陰影が投与2か月後に

Ⅱ. 漢方治療各論

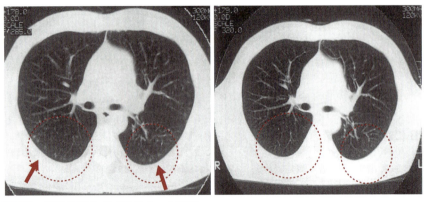

図 50　SBS 症例 1 の CT スキャン画像
葛根湯加川芎辛夷②投与前の胸部 CT スキャン画像 (a) に認められた細粒状陰影が投与 2 か月後 (b) には改善傾向となった.

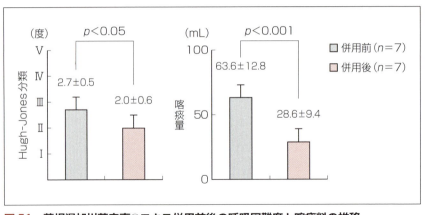

図 51　葛根湯加川芎辛夷②エキス併用前後の呼吸困難度と喀痰料の推移
(加藤士郎, 木代 泉ほか. 副鼻腔気管支症候群に対するエリスロマイシンと葛根湯加川芎辛夷の長期併用療法の臨床的有効性. 呼吸 1998；17：919-926.)

は改善傾向となった.

クリニカルパール

　SBS7 例を対象にエリスロマイシンと**葛根湯加川芎辛夷②**の長期併用療法の臨床的有効性を検討したところ, **図 51** に示すように, 喀痰量ととも

4. 副鼻腔気管支症候群

にHugh-Jones分類による呼吸困難度が改善した（加藤士郎，木代　泉．1998）．

症例2　46歳，男性，会社員．
主訴：咳，痰，鼻閉，鼻漏，頬部の熱感．
既往歴：慢性気管支炎，高血圧．
現病歴：慢性気管支炎に，頬部に熱感を伴う副鼻腔炎があり，エリスロマイシン600 mg/日を4か月間内服していたが，咳，痰，鼻閉，鼻漏が改善せず，頬部の熱感も継続していた．
現症：体温36.8℃，身長174 cm，体重70 kg，血圧132/74 mmHg，脈74/分，整，胸部と腹部の理学的所見に異常はなかった．強い炎症を伴う副鼻腔炎と慢性気管支炎の合併した症例と診断された．
漢方医学的所見：実証，脈は実で浮，腹力も強い．
治療：副鼻腔炎を治療する目的で，葛根湯加川芎辛夷②7.5 g/日を併用投与した．1か月間投与したが副鼻腔症状が改善されなかったため，辛夷清肺湯⑩⑭7.5 g/日に処方を変更した．すると1か月後には咳，痰，副鼻腔症状，さらには頬部の熱感もすべて改善した．投与2か月後に臨床症状がすべて改善しているために辛夷清肺湯⑩⑭の投与を中止した．

クリニカルパール

　辛夷清肺湯⑩⑭は，葛根湯加川芎辛夷②が無効なときに用いることが多い．石膏，知母，黄芩，山梔子などの強い抗炎症効果を発揮する生薬も入っている．荊芥連翹湯㊿はアトピー性皮膚炎の治療に用いる基本薬で，皮膚が浅黒く慢性炎症があり，副鼻腔炎や扁桃腺炎を合併するときに用いることが多い．SBSでこの処方を用いるときは少なく，葛根湯加川芎辛夷②を用いることが多い．**表4**に慢性気管支炎，気管支拡張症において副鼻腔症状の有無による西洋医学的治療と漢方治療の併用方法を示した．副鼻腔症状が強いときは，SBS治療のために漢方薬を併用することがよいと考える．

69

Ⅱ. 漢方治療各論

表4　慢性気管支炎，気管支拡張症の漢方治療

分類	副鼻腔炎	臨床症状	西洋薬	漢方薬
A	×	咳，痰が多い	去痰薬，鎮咳薬	麦門冬湯㉙，清肺湯⑨⓪，柴胡剤
B	○	鼻閉強い	点鼻薬	葛根湯加川芎辛夷②
		鼻汁多い	点鼻薬，抗ヒスタミン薬	荊芥連翹湯㊿，辛夷清肺湯⑩④
C	×	膿性痰	抗生物質（エリスロマイシンを含む）	
		腎虚が認められる場合		六味丸㊳，八味地黄丸⑦
		脾虚が認められる場合		四君子湯㊵，六君子湯㊸

II. 漢方治療各論

5 胃食道逆流症

　胃食道逆流症（gastroesophageal reflux disease：GERD）は，主に胃酸が食道に逆流することにより食道に炎症を起こす疾患である．健常者でも胃酸の逆流は認められるが，時間が短いため臨床的に問題となることは少ない．逆流時間が長くなると食道粘膜が胃酸によって傷害され食道炎を起こす．成人の10〜20％の有病率はあると確定され，現在増加傾向にある．

　典型的な臨床症状は，胸やけ，呑酸，逆流感であるが，非典型症状としては，非心臓性胸痛，咳，痰，嗄声，嚥下困難感など耳鼻咽喉科・呼吸器科領域の症状を示すことが多い．胃内容物の逆流が咽喉頭まで到達し，耳鼻咽喉科・呼吸器科領域の症状を呈するものを咽喉頭逆流症（laryngopharyngeal refux disease：LPRD）とする．さらに不安，不眠，抑うつ，動悸，めまい，のぼせ，冷えなどの不定愁訴の症状も多く呈する．

　ここでは，呼吸器科症状と精神症状に漢方薬が有効であった症例を提示する．LPRD を含む GERD の治療は，**図 52** に示すように基本的にはプロキネティック薬，H₂ 受容体拮抗薬，プロトンポンプ阻害薬を用いて治療するが，GERD 症例に多い不定愁訴には効果は十分ではない．ここに漢方薬が有効性を認めることが多い．使用頻度の高い漢方薬は**六君子湯**㊸，**半夏厚朴湯**⑯，**茯苓飲合半夏厚朴湯**⑯である．胃痛や消化不良症状が強いときには**六君子湯**㊸，通過障害や腹部にガスが貯留するようなら**半夏厚朴湯**⑯，嘔気や逆流症状が強いときには**茯苓飲合半夏厚朴湯**⑯が有効となる．

症例 1　77 歳，男性，無職．
主訴：胸やけ，胸部の異物感，咳，のぼせ．
既往歴：高血圧，洞機能不全症候群のためにペースメーカー挿入，食道裂孔ヘルニア．
現病歴：67 歳頃から食後に軽度の胸やけを覚えていた．かかる症状は年々強くなり，76 歳時には胸やけとともに胸部の違和感を覚え，夜間に咳を認めるようになり，来院した．
現症：体温 36.2℃，身長 172 cm，体重 64 kg，血圧 142/78 mmHg，脈 60/分

Ⅱ. 漢方治療各論

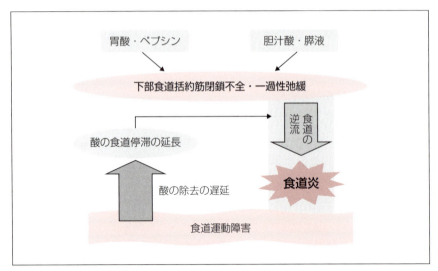

図 52　GERD の病態機序

西洋医学的療法では，プロカイネティック薬，H_2 受容体拮抗薬，プロトンポンプ阻害薬を段階的に使用する．ステップアップあるいはステップダウン治療で食道炎を治療し得る．しかしながら，GERD 症例に多い不安，不眠，抑うつ，動悸，めまい，のぼせ，冷えなどの不定愁訴には効果が十分でない．

（ペースメーカー調律）．胸部の理学的所見には異常はないが，腹部所見で心窩部にやや圧痛がある．GERD による諸症状であると診断される．

漢方医学的所見：やや実証，脈は中間，やや弦，腹診で心下痞硬や右側に軽い胸脇苦満あり．腹部にガス貯留あり．

治療：図 53 に示すように，来院時ランソプラゾール，レバミピド，エカベトナトリウムを投与する．2 週間後消化器症状は改善したものの，夜間に多い咳，のぼせなどは残り，テオフィリン徐放錠を追加する．咳のみはやや改善したが，**半夏厚朴湯**⑯ 7.5 g/日をさらに投与したところ，残りすべての症状は改善した．

症例 2　83 歳，男性，無職．
主訴：咳，痰，胸やけ，体幹の冷え．
既往歴：高血圧，慢性胃炎，食道裂孔ヘルニア．
現病歴：75 歳のとき，咳，痰が時々出るようになった．その後，咳，痰はあ

5. 胃食道逆流症

> ● 食道胃逆流症（GERD）による胸やけ，胸部不快感，夜間に多い咳，のぼせにて来院
>
> ［来院時］
> ランソプラゾール 30 m/日分 1，レバミピド 300 mg/日分 3，エカベトナトリウム 3 g/日分 2 を投与
> ↓
> ［2 週間後］
> テオフィリン徐放錠 400 mg/日分 2 を追加投与
> 胸やけや胸部不快感などの症状は改善．しかし，夜間に多い咳，のぼせなどの症状は残る
> ↓
> ［4 週間後］
> 半夏厚朴湯⑯ 7.5 g/日分 3 を追加投与
> 咳のみがやや改善
> ↓
> ［6 週間後］
> 残りのすべての症状が改善し，その後 1 年間経過は順調

図 53　GERD 症例 1 の治療経過

るもののそのまま様子をみていた．82 歳から咳，痰，胸やけが強くなり，体幹の冷えを認めるようになったために来院した．

現症：体温 35.8℃，身長 151 cm，体重 47 kg，血圧 150/70 mmHg，脈 72/分，整．胸部の理学的所見では特に異常はないが，腹部の所見で心窩部にやや圧痛を認めた．GERD による諸症状と診断された．

漢方医学的所見：やや虚証．脈は沈，細，弦．腹診で腹力やや低下，心下痞硬あり．

治療：図 54 に示すように，来院時にランソプラゾール，レバミピド，テオフィリン徐放錠，塩酸アンブロキソール，カルボシステインを投与する．投与 1 か月後に消化器症状は改善したものの，呼吸器症状に変化はなかった．さらにエリスロマイシン，プロピオン酸フルチカゾンの吸入を併用して 1 か月間様子をみたが，呼吸器症状の改善を認めなかった．ここで**半夏厚朴湯**⑯を 7.5 g/日を併用したところ，1 か月後には呼吸器症状や体幹の冷え症状もすべて改善した．

II. 漢方治療各論

●食道穿孔ヘルニアに伴うGERDによる咳，喀痰，胸やけ，冷えが来院時よりみられる．

　来院時
ランソプラゾール30 mg/日分1，レバミピド300 mg/日分3，テオフィリン徐放錠400 mg/日分2，塩酸アンブロキソール45 mg/日分3，カルボシステイン750 mg/日分3を投与
↓
　4週間後
エリスロマイシン600 mg/日分3，プロピオン酸フルチカゾン400 μg/日分2を追加投与
胸やけなどの消化器症状は改善したものの，咳，喀痰などの呼吸器症状は依然改善なし
↓
　8週間後
半夏厚朴湯⑯7.5 g/日分3を追加投与
呼吸器症状の改善なし
↓
　12週間後
呼吸器症状のみならず，冷えも改善した

図54　GERD症例2の治療経過

クリニカルパール

　GERDに対する**六君子湯**㊸や**半夏厚朴湯**⑯の西洋医学的治療との併用効果は有効なことが多い．しかも比較的副作用が少ないことが利点である．**図55**に示すように，西洋医学的治療で呼吸器症状が残った19例のGERD症例の9例をコントロール，10例に**半夏厚朴湯**⑯を投与して経過観察をした．**半夏厚朴湯**⑯を投与した10例は1か月後からコントロール群に比して呼吸器症状が改善した．この効果は6か月間継続したので，**半夏厚朴湯**⑯の投与を6か月で中止した．しかしその後6か月，コントロール群に比して呼吸器症状の改善は維持できていた（加藤士郎，中嶋貴秀．2005）．

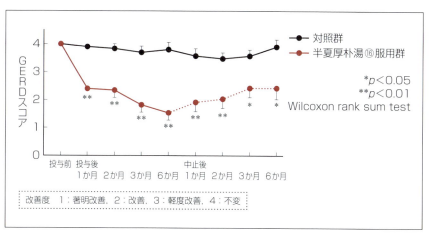

図 55　半夏厚朴湯⑯の推移
(加藤士郎,中嶋貴秀ほか.胃食道逆流症に伴う呼吸器症状に対する半夏厚朴湯の有効性.漢方と最新治療 2005；14：333-338.)

II. 漢方治療各論

非定型抗酸菌症

　非定型抗酸菌症（nontuberculous mycobacterial infection：NTM）は，結核菌と同様，酸などに強い抗酸菌の感染症である．通常は，土壌や水中で自然界に生息しており，たまたま空気中に飛んでいたのが肺に吸い込まれたり，水から皮膚についていたりして感染するのではないかと考えられている．人から人からへの感染はないので，患者の隔離は必要がない．菌種としては，*Mycobacterium avium* complex（MAC 菌）が 80％，*Mycobacterium kansasii*（カンサシイ菌）が 10％である．日本では結核以上の増加が考えられており，推定値ではあるが，こ 10 年間に 2 倍以上の上昇を示し，多くの市中病院で本症の増加が目立っている．しかも治療に比較的反応がよいカンサシイ菌はあまり増加せず，肺結核と比較しても治療に抵抗性のある MAC 菌が高齢の女性を中心に増加している．

　咳，痰，発熱，食欲不振，体重減少，貧血などの臨床症状を呈するが，これらの症状を改善するのに 3 大参耆剤である**補中益気湯**[41]，**十全大補湯**[48]，**人参養栄湯**[108]が有効である．また微熱，咳，痰が継続するときには，女性患者が多いということもあり，**滋陰至宝湯**[92]が有効なことが多い．

症例 1　68 歳，女性，主婦．
主訴：全身倦怠感，微熱，食欲不振，体重減少．
既往歴：慢性胃炎，骨粗鬆症．
現病歴：MAC 菌が原因である NTM に罹患，リファンピシン 450 mg/日，エタンブトール塩酸塩 750 mg/日，イソニアジドメタンスルホン酸ナトリウム 200 mg/日，クラリスロマイシン 800 mg/日を内服して加療する．胸部 X 線写真上の浸潤陰影などの所見は改善してきたが，微熱，全身倦怠感，食欲不振，体重減少が改善されなかった．
現症：体温 37.2℃，身長 156 cm，体重 44 kg，血圧 118/64 mmHg，脈 78/分，整，胸部と腹部理学的所見に異常はなかった．
漢方医学的所見：虚証，脈はやや沈，細，弦，腹診で腹力低下，右側に軽度の胸脇苦満あり．

6. 非定型抗酸菌症

治療：微熱，全身倦怠感，食欲不振，体重低下をきたしたので，**補中益気湯**㊶5 g/日を併用した．投与1週間後からは食欲不振が改善され，2週間後から微熱や全身倦怠感が改善された．投与1か月で2kgあった体重減少も改善された．体調良好なので継続投与中である．

症例2 74歳，女性，主婦．
主訴：全身倦怠感，食欲不振，体重減少，貧血．
既往歴：高血圧．
現病歴：MAC菌によるNTMで，リファンピシン450 mg/日，エタンブトール塩酸塩750 mg/日，イソニアジドメタンスルホン酸ナトリウム400 mg/日，クラリスロマイシン800 mg/日を内服して加療する．胸部X線上でびまん性びまん性浸潤陰影が広がっており，喀痰でも菌陰性が得られない状態であり，臨床症状としては全身倦怠感，食欲不振，体重減少，貧血があった．
現症：体温36.4℃，身長158 cm，体重50 kg．貧血（＋），黄疸（－），浮腫（－），血圧138/58 mmHg，脈84/分，整．胸部と腹部の理学的所見には異常はなかった．
漢方医学的所見：虚証，血虚，脈は沈，細，腹診で腹力低下あり．
治療：全身倦怠感，食欲不振，体重減少，貧血をきたしていたので，**十全大補湯**㊽7.5 g/日を併用した．投与2週間後には食欲不振が改善され，1か月後には全身倦怠感が改善された．投与2か月後には体重が3kg増加して元の体重に戻った．さらに投与3か月後には喀痰から検出されていたMAC菌が陰性化，胸部X線検査上の陰影も改善されてきた．体調良好なので現在も投与中である．

症例3 71歳，女性，主婦．
主訴：微熱，咳，痰，全身倦怠感，食欲不振，貧血，寝汗．
既往歴：高血圧，高脂血症．
現病歴：MAC感染症によるNTMに罹患，リファンピシン450 mg/日，エタンブトール塩酸塩750 mg/日，イソニアジドメタンスルホン酸ナトリウム400 mg/日，クラリスロマイシン800 mg/日を内服して加療する．胸部X線写真上には，両側中肺野を主体に浸潤陰影があり，喀痰からMAC菌が排出されていた．加療によって胸部X線写真上の浸潤陰影はかなり改善し，喀痰から

77

のMAC菌の排出も1年間の内服加療によって陰性化した．しかしながら，微熱，全身倦怠感，食欲不振，体重減少，貧血，寝汗，咳，痰は改善されなかった．

現症：37.6℃，身長156 cm，体重46 kg，貧血（+），黄疸（−），浮腫（−），血圧128/74 mmHg，脈74/分，整，胸部と腹部の理学的所見には異常はなかった．

漢方医学的所見：虚証，血虚，脈は沈，細，腹診で腹力低下．

治療：全身倦怠感，食欲不振．体重減少，貧血，咳，痰，寝汗があるので，**人参養栄湯**⑩⑧ 6 g/日を併用した．投与2週間で食欲不振と全身倦怠感が改善され，投与1か月後には貧血と体重減少が改善され，体重も3 kg増加して体重が元に戻った．しかし，微熱，咳，痰，寝汗が改善しないので，**滋陰至宝湯**⑨② 6 g/日をさらに併用した．1か月後にはこれらの症状は改善，現在，**人参養栄湯**⑩⑧と**滋陰至宝湯**⑨②を併用している．

クリニカルパール

NTMは中高年の女性に多く，体力低下の症状には，3大参耆剤が有効である．また長引く微熱，咳，痰，精神症状には，**滋陰至宝湯**⑨②の併用が有効である．

II. 漢方治療各論

嚥下性肺炎

　高齢者に嚥下性肺炎の多い理由は，①唾液の分泌料が低下する，②細胞性免疫の低下，③気道の異物処理能力の低下，④栄養状態の低下による易感染性，⑤夜間の咳反射と嚥下反射の低下，⑥胃食道逆流現象の増加などが考えられる（表5）．このうち①〜⑥の要因がいくつか関与することよって起こるのが高齢者の嚥下性肺炎である．

　臨床的頻度として多いのは，図56に示す病態1〜4である．病態1は，脳梗塞などにより脳内のドパミン産生が低下，次いでサブスタンスPの分泌が低下，咳反射や嚥下反射が低下することで，嚥下性肺炎が発生する．病態2は，慢性心不全や慢性呼吸不全などが原因で長期臥床となり，全身の筋力が低下，それと同時に嚥下に関与する筋力も低下して嚥下性肺炎が発生する．病態3と4は，胃瘻や腸瘻による経管流動食を行っている患者に多く認められる病態であり，胃や腸の蠕動不全によって未消化物が逆流して嚥下性肺炎が発生する．

　病態1に有効性を認めている漢方薬は，**半夏厚朴湯**⑯である（Iwasaki K, Kato S, et al. 2007）．病態2に有効性を認めている漢方薬は**補中益気湯**㊶である（玉野雅裕，加藤士郎ほか．2016）．

　半夏厚朴湯⑯は脳卒中などで嚥下障害が臨床的に問題となっている患者に有効である．内視鏡的観察では，舌根扁桃部が腫大して周囲の組織を圧迫していることが多く認められ，**半夏厚朴湯**⑯を投与した後では，この腫大が改善され，スムーズに気流や食物が通過するようになる．

表5　高齢者に嚥下性肺炎の多い理由

1) 唾液の分泌量が低下する
2) 細胞性免疫の低下
3) 気道の異物処理能力の低下
4) 栄養状態の低下による易感染性
5) 夜間の咳反射と嚥下反射の低下
6) 胃食道逆流現象の増加

Ⅱ. 漢方治療各論

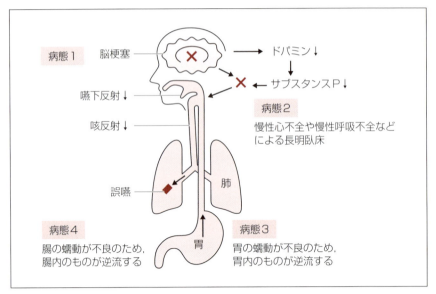

図 56　誤嚥の機序

　一方，**補中益気湯**㊶は，これとは全く逆であり，内視鏡的に声帯が閉じない患者に有効であり，**補中益気湯**㊶を投与した後では，声帯が閉じるようになり，患者の声がしっかりと出るようになり，それと同時に嚥下能力も十分に改善され，食事の量も増加するようになる（加藤士郎，2023）．筆者が日常行っている嚥下障害の評価方法であるが，**図 57** に示すように，慢性疾患のある高齢者の嚥下能力は 1 か月くらいの単位で低下することが多いので，まずは鼻咽頭ファイバーを用いた直視下の観察を行いながら食形態を決定し，さらに 1 か月後に胸部 X 線と胸部 CT スキャン画像による嚥下性肺炎のチェックを行っている．

　病態 1 と病態 2 に比較して発生頻度は少ないが，病態 3 については**六君子湯**㊸が，さらに病態 4 については**大建中湯**⑩が最も頻度の高い処方である．病態 3 と病態 4 を鑑別するときに臨床的に有用な方法は，ガストロフラフインによる消化管造影を行い，ガストログラフィンの胃腸での通過時間や停滞部位などから判定し決定することが多い．例えば，2 時間以上胃内にガストログラフィンが停滞していれば胃の蠕動不全が考えられ，8 時間以上腸内にガストログラフィンが停滞していれば腸の蠕動不全が考えられる．また胃で 2 時間以上，腸

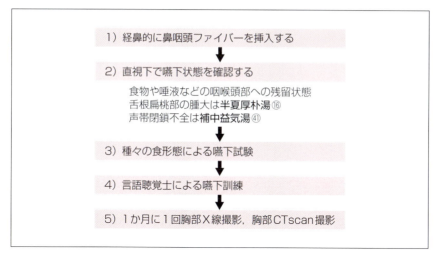

図57　嚥下機能評価
（加藤士郎．これからの漢方医学における研究の方向性について―自身の体験から省みて．漢方と最新治療 2023；32：129-136．）

で8時間以上のガストログラフインの停滞があれば胃と腸とも蠕動不全が考えられる（加藤士郎，岩崎　鋼，2010）．病態3と4については，このガストログラフインを用いる方法を重視して投与する漢方薬を決定するとよい．

　実際に嚥下性肺炎に漢方治療が有効であったと考えられる40症例で検討した成績では，図58に示すように，病態1と2に分類される病態を示した症例は18例であり，うち明らかに病態1に属する症例は，**半夏厚朴湯**⑯6例，**茯苓飲合半夏厚朴湯**⑯2例の8例であり，さらに明らかに病態2に属する症例はすべて補剤に属する漢方薬が有効であり，**補中益気湯**㊶2例，**十全大補湯**㊽2例，**人参養栄湯**⑩⑧1例，**八味地黄丸**⑦2例，**六味丸**�987 1例の計8例であった．このように病態2を改善するには，患者の気力や体力を改善する参耆剤や補腎剤が有効であるといえる．

　次いで図59に示すように，病態3と4に分類される病態を示した症例は22例で，うち病態3に属する症例は**六君子湯**㊸8例，**茯苓飲**㊻9 3例であり，病態4に属する症例は，**大建中湯**⑩⑩6例，**桂枝加芍薬湯**㊿2例であった．また，病態3と4を合併している症例が3例みられたが，これら症例には**十全大補湯**㊽が2例に有効，**人参養栄湯**⑩⑧が1例に有効であった．22例中18例が経管投

Ⅱ. 漢方治療各論

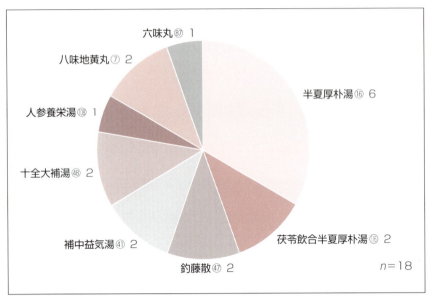

図58 嚥下反射の低下が原因となって起こる誤嚥性肺炎に有効な漢方方剤の頻度
(加藤士郎, 岩崎 鋼. 病態を考慮した漢方薬による誤嚥性肺炎の治療方法. 漢方と最新治療 2010；19：333-339.)

与の症例であったが，この参耆剤を投与した3例はすべて経口摂取の症例であり，嚥下障害改善までにかなり期間がかかった症例であった．その意味ではこの3例は結果的には病態2に近い症例であったと考えられる．このように嚥下障害に対する漢方治療の原則は，まずは患者の嚥下障害を起こしている病態を十分に把握してから，投与すべき漢方薬を選択するのが最も大切であると考えられる．

症例1 78歳，女性，主婦．
主訴：夜間の発熱，咳，痰．
既往歴：72歳時に脳梗塞，高血圧．
現病歴：2か月前から食事をすると，ときどき喉がつまったり，夜間に発熱したり，咳や痰をきたすことが多くなってきた．3日前から38.5℃の発熱，咳や痰が止まらなくなり来院した．
現症：体温37.4℃，意識状態は清明，会話も可能，身長154 cm，体重52 kg．

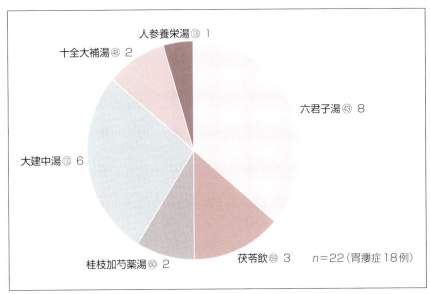

図59 消化管の運動不全が原因で嘔吐が起きて発生する誤嚥性肺炎に有効な漢方方剤の頻度
(加藤士郎,岩崎 鋼.病態を考慮した漢方薬による誤嚥性肺炎の治療方法.漢方と最新治療 2010；19：333-339.)

血圧 132/80 mmHg，脈 74/分，整，胸部 X 線上右下肺野，胸部 CT スキャン画像上，右肺 S9,10 に consolidation を認めたため，嚥下性肺炎の診断で入院となった．

漢方医学的所見：やや虚証，脈はやや虚，沈，細，腹診で軽い心下痞硬と腹満あり．

治療：入院後，輸液とともに，イミペネム・シラスタチンナトリウム配合 0.5 g×2/日，クリンダマイシン 1200 mg×2/日を併用投与した．入院 7 日目で肺炎像は消失，再度食事を再開した．その直後から発熱，咳，痰を多く夜間に認めた．半夏厚朴湯⑯ 7.5 g/日を投与したところ，2 週間後にはこれらの症状は消失した．現在，テルミサルタン 40 mg/日，シロスタゾール 100 mg/日，テプレノン 3 C/日，半夏厚朴湯⑯ 7.5 g/日で経過は良好である．

症例 2 82 歳，女性，主婦．
主訴：発熱，咳，痰，呼吸困難．

Ⅱ. 漢方治療各論

既往歴：慢性心不全，腎不全，貧血，嚥下性肺炎．

現病歴：2か月前から徐々に食欲を含めた意欲低下，2週間前から食事を取れなくなり，往診で時々点滴を受けていた．3日前から発熱，咳，痰，呼吸困難となり，救急外来から入院となった．

現症：体温38.4℃，身長145 cm，体重38 kg，血圧120/60 mmHg，脈72/分，整，脈90/分，整，胸部の理学的所見では右肺に湿性ラ音あり，腹部所見では特に問題はなかった．嚥下性肺炎と診断された．

漢方医学的所見：虚証，脈は沈，細，腹診では腹力低下，臍周囲にやや冷えがあり，軽度の心下痞硬あり．

治療：入院後，輸液とともに，イミペネム・シラスタチンナトリウム配合0.5 g×2/日，クリンダマイシン1200 mg×2/日を併用投与した．入院後5日目で肺炎像は消失，しかし食事は全く受け付けなくなった．お茶を少し飲んでもむせるようになった．補中益気湯㊶5 g/日を投与し1週間経過したところから徐々に食欲が改善し，2週間経過したころには食事をしっかり摂取できるようになり，リハビリテーションも順調に施行できて退院となった．その後，慢性心不全のコントロールも良好で嚥下性肺炎の再発はなかった．

症例 3　84歳，女性，主婦．

主訴：嘔吐，発熱，咳，痰．

既往歴：81歳時に脳梗塞，高血圧．

現病歴：脳梗塞後遺症のために嚥下能力が低下し，摂食障害をきたし，3か月前に胃瘻を造設，経管流動食を開始した．1か月後から嘔吐，発熱，咳，痰をきたすことが1〜2週に1回程度起こるようになった．2日前に嘔吐があった後，38.3℃の発熱，咳，痰が増強したために入院する．

現症：体温38.3℃，意識は良好，身長148 cm，体重43 kg．血圧124/78 mmHg，脈72/分，整，胸部X線写真上の右中・下肺野，胸部CTスキャン画像上の右肺S6,9,10にconsolidationを認めたため，嚥下性肺炎と診断した．

漢方医学的所見：虚証，脈は沈，細，腹診で腹力低下，振水音あり．

治療：嚥下性肺炎の診断のもと，輸液を行い，イミペネム・シラスタチンナトリウム配合0.5 g×2/日，クリンダマイシン1200 mg×2/日の投与を行った．加療10日後に胸部X線写真上の肺炎像は消え，再度，経腸流動食を開始したところ，嘔吐，発熱，咳，痰を認められるようになった．ガストログラフイン

84

7. 嚥下性肺炎

による消化管造影で胃内停滞を認め，胃の蠕動不全による嘔吐と考えた．腹診により腹力低下，振水音もあるので，脾虚証と考え，**六君子湯**㊸5 g/日を投与した．投与2週間後には嘔吐は全くなくなり良好な状態となった．現在は塩酸イミダプリル5 mg/日，シロスタゾール100 mg/日，レバミピド3 T/日，**六君子湯**㊸5 g/日で経過良好である．

症例4 83歳，男性，無職．

主訴：嘔吐，発熱，咳，痰．

既往歴：高血圧，高脂血症，81歳時に脳梗塞．

現病歴：脳梗塞後遺症のために2か月前から摂食障害をきたし，1か月前に胃瘻を造設した．経管流動食を開始したところ，嘔吐，発熱，咳，痰をきたすことが週に1〜2回起こるようになった．3日前に激しい嘔吐があり，その後38.5℃の発熱，咳，痰が，強くなったために入院となった．

現症：体温38.5℃，身長156 cm，体重44 kg，血圧134/78 mmHg，脈92/分，整，胸部X線写真上の右中・下肺野，胸部CTスキャン画像上右S8,9,10にconsolidationがあり，嚥下性肺炎と診断した．

漢方医学的所見：虚寒証，脈は沈，細，腹診で腹力低下，臍部に冷えあり．

治療：嚥下肺炎の診断で輸液，イミペネム・シラスタチンナトリウム配合0.5 g×2/日，クリンダマイシン1200 mg×2/日の併用を行った．抗生物質投与6日後には，胸部X線写真上の肺炎像は消失した．経管流動食を再開したところ，再び嘔吐，発熱，咳，痰をきたすようになった．ガストログラフインによる消化管造影を行ったところ腸内の停滞を認めた．よって腸の蠕動不全が原因で嘔吐が起きたと考え，**大建中湯**⑩7.5 g/日を併用したところ，投与1週間で症状が消え，以降の経過は良好であった．

85

8 肺癌

　肺癌における漢方治療は，癌自身の進行や手術，化学療法，放射線療法，さらに最新では分子標的治療などの副作用を軽減し，患者の体力を維持するために用いられることが多い．実際に緩和ケアチームが投与した漢方薬の症状別頻度では，図60に示すように，癌による疼痛症状に使用する頻度が最も高い．実際に同施設が1年間に使用した漢方薬の内訳は図61に示すように，疼痛に関するものが45％，消化器症状に関するものが27％，精神症状に関するものが23％，癌患者の低下した免疫を回復させるために用いたものが5％であった．

　漢方医学的に癌患者の病態を考えると，図62に示すように，癌自身は異常増殖した血管の集合体であるので，漢方医学的には瘀血であり，癌患者は，癌自身の進行や種々の治療によって体力が低下し，気虚や血虚，さらに脾虚となっていることが多い．このような体力が急速に低下する状態が長期間継続す

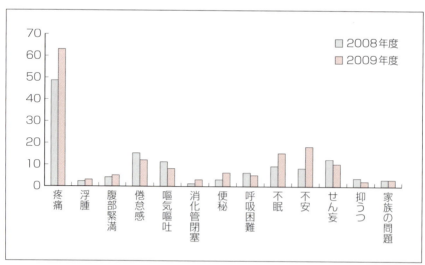

図60　日本生命済生会付属日生病院緩和ケアチームが投与した漢方薬の症状別頻度
(川原玲子，小山佐和子．緩和医療における漢方薬の使用-当院緩和チームでの経験を中心として．痛みと漢方 2011；21：106-110.)

8. 肺癌

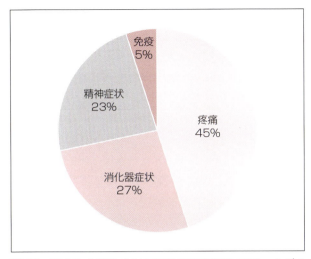

図61 日本生命済生会付属日生病院緩和ケアチームが1年間に使用した漢方薬の内訳
(川原玲子,小山佐和子.緩和医療における漢方薬の使用-当院緩和チームでの経験を中心として.痛みと漢方 2011;21:106-110.)

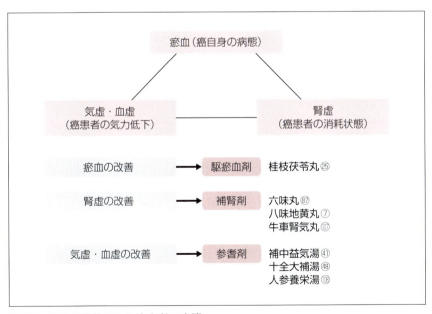

図62 漢方医学的にみた癌患者の病態

Ⅱ. 漢方治療各論

るので，消耗状態となることが多く，これは漢方医学的には腎虚と考えられる．したがって漢方医学的には，癌患者は気虚，血虚，瘀血，腎虚が重なった状態であることが多い．漢方薬としては，駆瘀血剤，気血両虚の改善を目的とする参耆剤，加齢現象を改善するため補腎剤を用いることが多くなる．

　高齢者は 70 年くらいの年月を経てこのような状態が形成されるが，HIV 患者は 10 年くらいの年月で，癌患者では 1 年くらいでこのような状態となるので，いかに著しい消耗状態が短期間に形成されるかがよく理解できる．このような状態を改善するには，漢方医学的には気血水の量と質を改善することが最も重要となる．例えば，緩和ケアチームが最も多く漢方薬を使用している疼痛症状を改善するには，漢方医学的には以下となる．

　「通不則痛，栄不則痛」と漢方医学の古典的表現では記載されている．不通則痛は，気血水の巡りが悪いとヒトは痛みを発生し，さらに栄不則痛は，気血水に量的な低下が起こるとヒトは痛みを発生する，と考えられているのである．西洋医学的な表現をすると，ヒトは痛みが発生したときには，全身の栄養状態を改善し自律神経を整えると痛みが緩和されることとなる．総論でも記載したが，漢方医学は気血水を基本としており，これは西洋医学的には，気は脳を基本とした中枢神経系の機能であり，血と水は自律神経を介した微小循環，免疫・ホルモンの働きである．よって癌患者こそ，脳と自律神経の働きを高め，体力を養うことで抗病力を高めることが必要となる．

　このような考え方で図 62 に示した内容を理解することが望ましい．現代の最新医学では，疼痛に関しては，漢方薬は，末梢組織の炎症反応や疼痛に関与する生体物質の反応を抑制するのみならず，急性疼痛に関しては脳のミクログリア細胞が，慢性疼痛に関しては，アストロサイトグリア細胞が関与して疼痛を抑制していることがすでに判明している（小泉修一．2013）．以上のことから，癌の緩和ケアに使用頻度が高い疼痛症状，精神症状，消化器症状，免疫力改善に，気血水の量的あるいは質的バランスを整える漢方薬が有効であることを理解し得る．

症例 1　67 歳，男性，サービス業．
主訴：食欲不振，体重低下，貧血，四肢の倦怠感，下肢の疼痛．
既往歴：肺癌（stage Ⅳ 期），高血圧，脊椎管狭窄症，坐骨神経痛．
現病歴：6 か月前に stage Ⅳ 期の進行性肺癌と診断され，シスプラチンとエ

8. 肺癌

トポシドによる化学療法を行う．化学療法後に食欲不振，体重減少，四肢の倦怠感，下肢の疼痛などが出現したために来院した．

現症：体温 36.1℃，身長 171 cm，体重 67 kg．血圧 132/68 mmHg，脈 80/分整，貧血（＋），浮腫（±），黄疸（−），胸部と腹部の理学的所見に特に異常はない．進行性肺癌による化学療法の副作用と診断された．

漢方医学的所見：やや虚証，気虚，血虚，脾虚あり，脈は沈，細，腹診で腹力が低下している．

治療：肺癌の化学療法後の気血両虚を改善するために**十全大補湯**㊽ 7.5 g/日を投与した．投与 2 週間後には，食欲不振症状は次第に改善し，1 か月後には貧血症状も改善，体重も 2 kg 増加して元の体重に戻った．投与 2 か月後にはすべての症状が消失し，現在継続投与中である．

クリニカルパール

　肺癌治療で気の低下が起こると使用するのは，まずは**補中益気湯**㊶であり，貧血症状が加わると**十全大補湯**㊽，さらに咳，痰，不眠などの精神症状が加わると**人参養栄湯**⑩⑧が適応となる．

症例 2　71 歳，男性，建設業．

主訴：不眠，興奮性の夜間せん妄．

既往歴：肺癌（stage IV 期）高脂血症，糖尿病．

現病歴：4 か月前に stage IV 期の進行性肺癌と診断され，シスプラチンとゲムシタビンによる化学療法を行った．化学療法終了直後に不眠，興奮性の夜間せん妄が起こったため来院した．

現症：体温 36.1℃，身長 161 cm，体重 67 kg，血圧 144/80 mmHg．脈，54/分，整，貧血（−），浮腫（−），黄疸（−），胸部と腹部の理学的所見には異常を認めなかった．肺癌の化学療法後に発生した精神的な副作用と考えられる．

漢方医学的所見：虚実中間証，脈は中間，やや弦，腹診で腹力中等度，軽度の胸脇苦満，瘀血が認められた．

治療：肺癌の化学療法後に発生した精神症状，漢方医学的には肝の異常であるので，**抑肝散**㊺ 7.5 g/日を投与した．投与 4 日後から興奮性の夜間せん妄は軽減し，投与 1 週間後にはほとんど消失，経過が順調なために，投与 2 週間後には**抑肝散**㊺を中止した．

クリニカルパール

肺癌治療中の気力低下には**補中益気湯**㊶を，興奮症状には**抑肝散**㊹，**抑肝散加陳皮半夏**㊸，不安傾向には**加味帰脾湯**㊻が有効である．

症例3 58歳，女性，主婦．

主訴：気力低下，うつ，食欲不振．

既往歴：肺癌（stage Ⅳ期），高血圧，高脂血症，骨粗鬆症．

現病歴：3か月前に stage Ⅳ期の進行性肺癌と診断される．ビノレルビンによる外来化学療法を行ったところ，気力低下，うつ，食欲不振が発生したために来院した．

現症：体温 35.6℃，身長 157 cm，体重 53 kg，血圧 136/84 mmHg，脈 62/分，整，軽度貧血（＋），浮腫（－），黄疸（－），胸部と腹部の理学的所見には異常はなかった．肺癌の化学療法後に発生した気力低下，うつ，食欲不振と診断した．

漢方医学的所見：虚証，脈は沈，細，弦，腹力は低下し，右胸脇苦満が軽度に認められる．

治療：肺癌の化学療法後の気虚を改善する目的で，**補中益気湯**㊶7.5 g/日を投与した．投与1週間後からうつ症状と食欲不振は改善され，投与2週間後には気力低下，うつ症状，食欲不振は全くなくなった．経過は良好なため，投与1か月後で投与を中止した．

症例4 47歳，女性，会社員．

主訴：全身倦怠感，食欲不振，体重低下．

既往歴：肺癌（stage Ⅳ期），高血圧，骨粗鬆症．

現病歴：2か月前に stage Ⅳ期肺癌（肺カルチノイド）と診断される．全身倦怠感，食欲不振，2か月で3kgの体重低下があり，漢方薬による緩和ケアを希望して来院した．

現症：体温 35.9℃，身長 154 cm，体重 43 kg，血圧 102/58 mmHg，脈 82/分，整，貧血（＋），浮腫（－），黄疸（－），胸部と腹部の理学的所見には特に異常は認めなかった．進行性肺癌による全身倦怠感，食欲不振，体重減少と診断された．

8. 肺癌

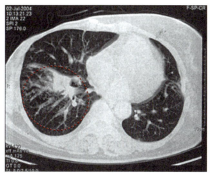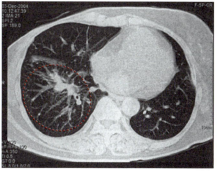

図63 補中益気湯㊶とハタケシメジを併用した前後の胸部CT画像
a：ハタケシメジ投与前．b：ハタケシメジ投与後

漢方医学的所見：虚証，気虚，血虚，脾虚があり，脈は沈，細，腹診で腹力低下あり．

治療：進行性肺癌による気虚，血虚，脾虚と考え，**補中益気湯**㊶ 5 g/日を投与したところ，投与2週間後には気虚，全身倦怠感が，投与3週間後には食欲不振が改善してきた．投与1か月後になっても食欲の改善が十分に得られなかったため，本シメジの健康食品であるハタケシメジ 6C/日を併用した．併用1か月後には全身倦怠感と食欲不振は著明に改善し，3 kg減少した体重も元に戻った．図63に示すように，併用2か月後には腫瘍陰影の縮小を認めた．

症例5　75歳，男性，無職．
主訴：全身倦怠感，食欲不振，体重低下，貧血，咳，痰，不眠．
既往歴：肺癌（stage IIIB期），高血圧，脊椎管狭窄症，前立腺肥大．
現病歴：3か月前に stage IIIB 肺癌（肺腺癌）と診断される．化学療法と放射線療法を施行したが無効であった．最近，全身倦怠感，食欲不振で2か月で2 kgの体重低下，貧血，咳，痰，不眠などの症状がひどいため，緩和ケアを目的に来院した．
現症：体温 35.7℃，身長 173 cm，体重 66 kg，血圧 134/82 mmHg，脈 65/分，整，貧血（＋），浮腫（－），黄疸（－），胸部と腹部の理学的所見には特に異常は認めなかった．進行性肺癌による全身倦怠感，食欲不振，貧血，咳，痰，不眠と診断された．

Ⅱ. 漢方治療各論

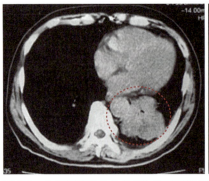 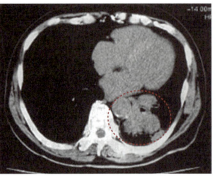

図64　人参養栄湯⑩⑧とハタケシメジを併用した前後の胸部 CT 画像
a：ハタケシメジ投与前．b：ハタケシメジ投与後

漢方医学的所見：虚証，気虚，血虚，脾虚，肺虚，脈は沈，細，腹診で腹力低下あり．
治療：進行性肺癌による気虚，血虚，脾虚，肺虚と考え，**人参養栄湯**⑩⑧ 9 g/日を投与したところ，投与2週間後に全身倦怠感，食欲不振は改善してきた．投与1か月後には咳，痰，不眠も改善した．さらなる症状の改善を目的として本シメジの健康食品であるハタケシメジ 9C/日を併用した．併用1か月後には，貧血，2 kg の体重減少を含むすべての臨床症状が改善し，**図 64** に示すように腫瘍陰影の著しい縮小を認めた．

クリニカルパール

　漢方補剤で肺癌患者の免疫を直接的に増強するのは容易ではない．アガリスク，メシマコブ，本シメジなどを併用することが多い．これらは腸管の T cell-like receptor に作用して免疫を活性化するとされている．私見ではあるが，かかる場合も参耆剤を中心とした漢方薬で気血水のバランスを整えているときの方が有効性があると考えられる（加藤士郎，木代　泉ほか．1999；加藤士郎，松田俊哉ほか．2005b）．最近では第4の治療として活性化自己リンパ球療法が行われることが多いが，このときもやはり漢方による気血水のバランス維持がなされている時の方が有効性が高いと思われる．

III

呼吸器病治療に役立つ50処方

●効能・効果・識別番号は，株式会社ツムラの添付文書に準じた．
●構成生薬に記載した各生薬のグラム数は，1日量の乾燥エキスを得るための割合を示すものである．

Ⅲ．呼吸器病治療に役立つ50処方

葛根湯 ①

出典：傷寒論（後漢）

構成生薬
葛根 4.0 g，大棗 3.0 g，麻黄 3.0 g，甘草 2.0 g，桂皮 2.0 g，芍薬 2.0 g，生姜 2.0 g

効能又は効果
自然発汗がなく頭痛，発熱，悪寒，肩こり等を伴う比較的体力のあるものの次の諸症：感冒，鼻かぜ，熱性疾患の初期，炎症性疾患（結膜炎，角膜炎，中耳炎，扁桃腺炎，乳腺炎，リンパ腺炎），肩こり，上半身の神経痛，蕁麻疹

使用目標＝証
比較的体力のある人で，炎症性あるいは疼痛性疾患の初期，あるいは慢性疾患（効能・効果参照）の急性増悪期に用いる．1）感冒などの熱性疾患では，初期で悪寒，発熱，頭痛，項背部のこわばりなどがあって，自然発汗を伴わない場合．2）疼痛性疾患では局所の疼痛，腫脹，発赤などを訴える場合．3）患部が発赤，腫脹，強い瘙痒感を伴う場合．

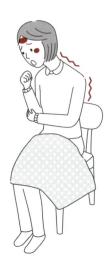

葛根湯加川芎辛夷 ②

出典：本朝経験方

構成生薬
葛根 4.0 g，大棗 3.0 g，麻黄 3.0 g，甘草 2.0 g，桂皮 2.0 g，芍薬 2.0 g，辛夷 2.0 g，川芎 2.0 g，生姜 1.0 g

効能又は効果
鼻づまり，蓄膿症，慢性鼻炎

使用目標＝証
比較的体力のある人で，鼻閉，鼻漏，後鼻漏などの鼻症状を訴え，これら症状がとくに慢性化した場合に用いる．1）頭痛，頭重，項背部のこわばりなどを伴う場合．

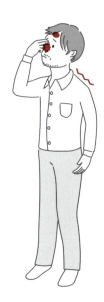

八味地黄丸 ⑦

出典：金匱要略（後漢）

構成生薬
地黄 6.0 g，山茱萸 3.0 g，山薬 3.0 g，沢瀉 3.0 g，茯苓 3.0 g，牡丹皮 2.5 g，桂皮 1.0 g，附子末 0.5 g

効能又は効果
疲労，倦怠感著しく，尿利減少または頻数，口渇し，手足に，交互的に冷感と熱感のあるものの次の諸症：腎炎，糖尿病，陰萎，坐骨神経痛，腰痛，脚気，膀胱カタル，前立腺肥大，高血圧

使用目標＝証
中年以降とくに老齢者に頻用され，腰部および下肢の脱力感・冷え・しびれなどがあり，排尿の異常（とくに夜間の頻尿）を訴える場合に用いる．1) 上腹部に比べて下腹部が軟弱無力の場合（臍下不仁）．2) 多尿，頻尿，乏尿，排尿痛などを伴う場合．3) 疲労倦怠感，腰痛，口渇などを伴う場合．4) 高齢者の虚弱（フレイル）などで衰弱している場合．

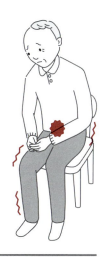

小柴胡湯 ⑨

出典：傷寒論，金匱要略（後漢）

構成生薬
柴胡 7.0 g，半夏 5.0 g，黄芩 3.0 g，大棗 3.0 g，人参 3.0 g，甘草 2.0 g，生姜 1.0 g

効能又は効果
1. 体力中等度で上腹部がはって苦しく，舌苔を生じ，口中不快，食欲不振，ときにより微熱，悪心などのあるものの次の諸症：諸種の急性熱性病，肺炎，気管支炎，気管支喘息，感冒，リンパ腺炎，慢性胃腸障害，産後回復不全　2. 慢性肝炎における肝機能障害の改善

使用目標＝証
体力中等度の人で胸脇苦満のある場合に用いる．1) 熱性疾患では食欲不振，口中不快感などを伴う場合．2) 胸脇苦満の認められる諸種慢性疾患．3) 食欲不振，全身倦怠感などを伴う諸種慢性疾患．4) 虚弱な小児に用いる．

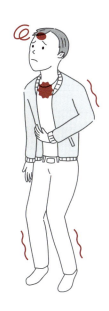

Ⅲ．呼吸器病治療に役立つ50処方

柴胡桂枝湯 ⑩

出典：傷寒論，金匱要略（後漢）

構成生薬
柴胡 5.0 g，半夏 4.0 g，黄芩 2.0 g，甘草 2.0 g，桂皮 2.0 g，芍薬 2.0 g，大棗 2.0 g，人参 2.0 g，生姜 1.0 g

効能又は効果
発熱・汗が出て，悪寒し，身体痛み，頭痛，はきけのあるものの次の諸症：感冒・流感・肺炎・肺結核などの熱性疾患，胃潰瘍・十二指腸潰瘍・胆のう炎・胆石・肝機能障害・膵臓炎などの心下部緊張疼痛

使用目標＝証
熱性疾患では，急性期を経てなお頭痛，悪寒，関節痛，食欲不振などのある場合に用いる．慢性疾患では，心窩部より季肋部にかけて苦満感を訴え，抵抗・圧痛が認められ（胸脇苦満），腹直筋の攣急を伴う場合に用いる．1）心窩部の苦満感，食欲不振，腹痛などを伴う場合．2）精神不安，不眠などの精神神経症状を伴う場合．

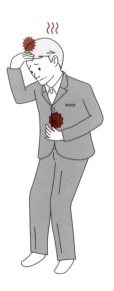

柴胡桂枝乾姜湯 ⑪

出典：傷寒論，金匱要略（後漢）

構成生薬
柴胡 6.0 g，黄芩 3.0 g，栝楼根 3.0 g，桂皮 3.0 g，牡蛎 3.0 g，乾姜 2.0 g，甘草 2.0 g

効能又は効果
体力が弱く，冷え症，貧血気味で，動悸，息切れがあり，神経過敏のものの次の諸症：更年期障害，血の道症，神経症，不眠症

使用目標＝証
比較的体力の低下した人で，顔色がすぐれず，疲労倦怠感があり，動悸，息切れ，不眠などの精神神経症状を伴う場合に用いる．1）心窩部より季肋下部にかけての軽度の苦満感（胸脇苦満）を訴える場合．2）悪寒，微熱，盗汗，口渇などを伴う場合．

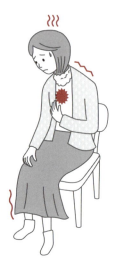

柴胡加竜骨牡蛎湯 ⑫
(サイコ カ リュウコツ ボ レイトウ)

出典：傷寒論（後漢）

構成生薬
柴胡 5.0 g，半夏 4.0 g，桂皮 3.0 g，茯苓 3.0 g，黄芩 2.5 g，大棗 2.5 g，人参 2.5 g，牡蛎 2.5 g，竜骨 2.5 g，生姜 1.0 g

効能又は効果
比較的体力があり，心悸亢進，不眠，いらだち等の精神症状のあるものの次の諸症：高血圧症，動脈硬化症，慢性腎臓病，神経衰弱症，神経性心悸亢進症，てんかん，ヒステリー，小児夜啼症，陰萎

使用目標＝証
比較的体力のある人で，精神不安，不眠，いらいらなどの精神神経症状があり，胸脇苦満のある場合．1）頭痛，頭重，肩こりなどを伴う場合．2）臍傍に腹部大動脈の拍動の亢進を認める場合．

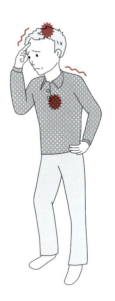

半夏厚朴湯 ⑯
(ハンゲ コウボクトウ)

出典：金匱要略（後漢）

構成生薬
半夏 6.0 g，茯苓 5.0 g，厚朴 3.0 g，蘇葉 2.0 g，生姜 1.0 g

効能又は効果
気分がふさいで，咽喉，食道部に異物感があり，ときに動悸，めまい，嘔気などを伴う次の諸症：不安神経症，神経性胃炎，つわり，咳，しわがれ声，神経性食道狭窄症，不眠症

使用目標＝証
体力中等度以下の人で，顔色がすぐれず，神経症的傾向があり，咽喉が塞がる感じ（いわゆるヒステリー球）を訴える場合に用いる．1）気分がふさぎ，不眠，動悸，精神不安などを訴える場合．2）呼吸困難，咳嗽，胸痛などを伴う場合．3）心窩部の振水音を伴う場合．

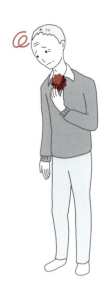

Ⅲ. 呼吸器病治療に役立つ 50 処方

五苓散 (ゴレイサン) ⑰

出典：傷寒論，金匱要略（後漢）

構成生薬
沢瀉 4.0 g，蒼朮 3.0 g，猪苓 3.0 g，茯苓 3.0 g，桂皮 1.5 g

効能又は効果
口渇，尿量減少するものの次の諸症：浮腫，ネフローゼ，二日酔，急性胃腸カタル，下痢，悪心，嘔吐，めまい，胃内停水，頭痛，尿毒症，暑気あたり，糖尿病

使用目標＝証
口渇ならびに尿利減少を主目標として用いる．1）浮腫，悪心，嘔吐，頭痛，めまいなどの症状を伴う場合．2）心窩部に振水音を認める場合．

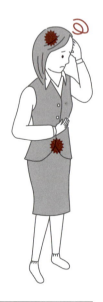

小青竜湯 (ショウセイリュウトウ) ⑲

出典：傷寒論，金匱要略（後漢）

構成生薬
半夏 6.0 g，乾姜 3.0 g，甘草 3.0 g，桂皮 3.0 g，五味子 3.0 g，細辛 3.0 g，芍薬 3.0 g，麻黄 3.0 g

効能又は効果
下記疾患における水様の痰，水様鼻汁，鼻閉，くしゃみ，喘鳴，咳嗽，流涙：気管支炎，気管支喘息，鼻炎，アレルギー性鼻炎，アレルギー性結膜炎，感冒

使用目標＝証
体力中等度の人で，喘鳴，咳嗽，呼吸困難，鼻症状などを訴える場合に用いる．1）泡沫水様性の痰，水様性鼻汁，くしゃみなどを伴う場合．2）心窩部に振水音を認める場合．

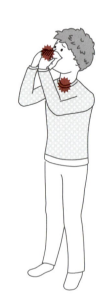

Ⅲ．呼吸器病治療に役立つ50処方

防已黄耆湯 ⑳

出典：金匱要略（後漢）

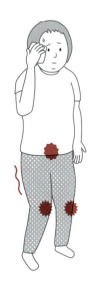

構成生薬
防已 5.0 g，黄耆 5.0 g，蒼朮 3.0 g，大棗 3.0 g，甘草 1.5 g，生姜 1.0 g

効能又は効果
色白で筋肉軟らかく水ぶとりの体質で疲れやすく，汗が多く，小便不利で下肢に浮腫をきたし，膝関節の腫痛するものの次の諸症：腎炎，ネフローゼ，妊娠腎，陰嚢水腫，肥満症，関節炎，癰，癤，筋炎，浮腫，皮膚病，多汗症，月経不順

使用目標＝証
比較的体力が低下し色白で筋肉軟らかく，いわゆる水ぶとり体質の人が，全身倦怠感，多汗傾向を訴える場合に用いる．1) 浮腫，尿量減少，関節（とくに膝関節）の腫脹・疼痛などを伴う場合．

当帰芍薬散 ㉓

出典：金匱要略（後漢）

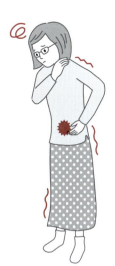

構成生薬
芍薬 4.0 g，蒼朮 4.0 g，沢瀉 4.0 g，茯苓 4.0 g，川芎 3.0 g，当帰 3.0 g

効能又は効果
筋肉が一体に軟弱で疲労しやすく，腰脚の冷えやすいものの次の諸症：貧血，倦怠感，更年期障害（頭重，頭痛，めまい，肩こり等），月経不順，月経困難，不妊症，動悸，慢性腎炎，妊娠中の諸病（浮腫，習慣性流産，痔，腹痛），脚気，半身不随，心臓弁膜症

使用目標＝証
比較的体力の低下した成人女子に用いられることが多く，一般に冷え症で貧血傾向があり，性周期に伴って軽度の浮腫，腹痛などを呈する場合に用いる．1) 全身倦怠感，四肢冷感，頭痛，めまい，耳鳴，肩こり，心悸亢進などの症状を訴える場合．2) 無月経，過多月経，月経困難など，月経異常のある婦人．

加味逍遙散 ㉔

出典：和剤局方（宋）

構成生薬
柴胡 3.0 g，芍薬 3.0 g，蒼朮 3.0 g，当帰 3.0 g，茯苓 3.0 g，山梔子 2.0 g，牡丹皮 2.0 g，甘草 1.5 g，生姜 1.0 g，薄荷 1.0 g

効能又は効果
体質虚弱な婦人で肩がこり，疲れやすく，精神不安などの精神神経症状，ときに便秘の傾向のある次の諸症：冷え症，虚弱体質，月経不順，月経困難，更年期障害，血の道症

使用目標＝証
比較的虚弱な人で疲労しやすく，精神不安，不眠，イライラなどの精神神経症状を訴える場合に用いる．1) 肩こり，頭痛，めまい，上半身の熱感，発作性の発汗などを伴う場合．2) 心窩部・季肋部に軽度の抵抗・圧痛のある場合（胸脇苦満）．3) 性周期に関連して上記精神神経症状を訴える場合．

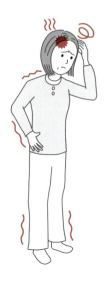

桂枝茯苓丸 ㉕

出典：金匱要略（後漢）

構成生薬
桂皮 3.0 g，芍薬 3.0 g，桃仁 3.0 g，茯苓 3.0 g，牡丹皮 3.0 g

効能又は効果
体格はしっかりしていて赤ら顔が多く，腹部は大体充実，下腹部に抵抗のあるものの次の諸症：子宮並びにその付属器の炎症，子宮内膜炎，月経不順，月経困難，帯下，更年期障害（頭痛，めまい，のぼせ，肩こり等），冷え症，腹膜炎，打撲症，痔疾患，睾丸炎

使用目標＝証
体力中等度もしくはそれ以上の人で，のぼせて赤ら顔のことが多く，下腹部に抵抗・圧痛を訴える場合に用いる．瘀血に伴う諸症状に用いる．1) 頭痛，肩こり，めまい，のぼせ，足の冷えなどを伴う場合．2) 無月経，過多月経，月経困難など月経異常のある婦人．

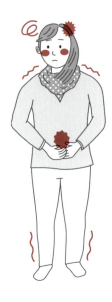

Ⅲ．呼吸器病治療に役立つ50処方

麻黄湯 ㉗

出典：傷寒論（後漢）

構成生薬
杏仁 5.0 g，麻黄 5.0 g，桂皮 4.0 g，甘草 1.5 g

効能又は効果
悪寒，発熱，頭痛，腰痛，自然に汗の出ないものの次の諸症：感冒，インフルエンザ（初期のもの），関節リウマチ，喘息，乳児の鼻閉塞，哺乳困難

使用目標＝証
平素から丈夫で体力充実した人の熱性疾患の初期で，頭痛，発熱，悪寒，腰痛，四肢の関節痛などがあり，自然発汗のない場合に用いる．1) 喘鳴，咳嗽などを伴う場合．2) 乳幼児の感冒で，鼻閉塞のある場合．

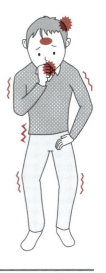

越婢加朮湯 ㉘

出典：金匱要略（後漢）

構成生薬
石膏 8.0 g，麻黄 6.0 g，蒼朮 4.0 g，大棗 3.0 g，甘草 2.0 g，生姜 1.0 g

効能又は効果
浮腫と汗が出て小便不利のあるものの次の諸症：腎炎，ネフローゼ，脚気，関節リウマチ，夜尿症，湿疹

使用目標＝証
比較的体力のある人で，浮腫，発汗傾向，口渇があり，尿量減少する場合に用いる．1) 四肢関節の腫脹，疼痛，熱感などのある場合．

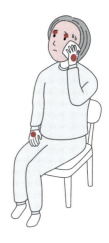

Ⅲ．呼吸器病治療に役立つ 50 処方

麦門冬湯 (バクモンドウトウ) ㉙

出典：金匱要略（後漢）

構成生薬
麦門冬 10.0 g，粳米 5.0 g，半夏 5.0 g，大棗 3.0 g，甘草 2.0 g，人参 2.0 g

効能又は効果
痰の切れにくい咳，気管支炎，気管支喘息

使用目標＝証
体力中等度もしくはそれ以下の人の激しい咳嗽で，発作性に咳が頻発して顔面紅潮する場合に用いる．1）粘稠で切れにくい痰を伴う場合．2）咽喉の乾燥感や違和感のある場合．3）上記症状を伴う老人の咳嗽．

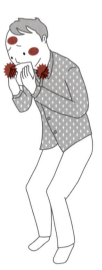

真武湯 (シンブトウ) ㉚

出典：傷寒論（後漢）

構成生薬
茯苓 4.0 g，芍薬 3.0 g，蒼朮 3.0 g，生姜 1.5 g，附子末 0.5 g

効能又は効果
新陳代謝の沈衰しているものの次の諸症：胃腸疾患，胃腸虚弱症，慢性腸炎，消化不良，胃アトニー症，胃下垂症，ネフローゼ，腹膜炎，脳溢血，脊髄疾患による運動ならびに知覚麻痺，神経衰弱，高血圧症，心臓弁膜症，心不全で心悸亢進，半身不随，リウマチ，老人性瘙痒症

使用目標＝証
新陳代謝が低下して体力虚弱な人で，全身倦怠感や四肢の冷感があり，下痢，腹痛などを訴える場合に用いる．1）本方の下痢は，裏急後重を伴わない．2）めまい，身体動揺感，心悸亢進などを伴う場合．

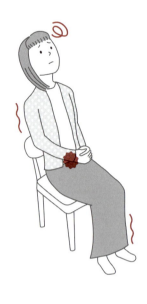

Ⅲ. 呼吸器病治療に役立つ50処方

人参湯 ㉜

出典：傷寒論，金匱要略（後漢）

構成生薬
乾姜 3.0 g，甘草 3.0 g，蒼朮 3.0 g，人参 3.0 g

効能又は効果
体質虚弱の人，あるいは虚弱により体力低下した人の次の諸症：急性・慢性胃腸カタル，胃アトニー症，胃拡張，悪阻（つわり），萎縮腎

使用目標＝証
比較的体力の低下した冷え症の人で，食欲不振，胃部停滞感，下痢など胃腸機能が低下している場合に用いる．1) 胃腸虚弱，倦怠感，尿が稀薄で量が多い，口中にうすい唾液がたまるなどの症状を伴う場合．2) 腹部が軟弱無力で振水音のある場合．

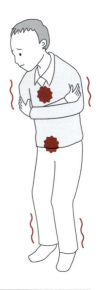

当帰四逆加呉茱萸生姜湯 ㊳

出典：傷寒論（後漢）

構成生薬
大棗 5.0 g，桂皮 3.0 g，芍薬 3.0 g，当帰 3.0 g，木通 3.0 g，甘草 2.0 g，呉茱萸 2.0 g，細辛 2.0 g，生姜 1.0 g

効能又は効果
手足の冷えを感じ，下肢が冷えると下肢または下腹部が痛くなりやすいものの次の諸症：しもやけ，頭痛，下腹部痛，腰痛

使用目標＝証
平素より冷え症で体質虚弱な人が，寒冷のため手足が冷えて痛み，下腹部痛や腰痛などを訴える場合に用いる．1) 頭痛，悪心，嘔吐などを伴う場合．2) 下腹部や腰部に外科的手術の既往があって上記の症状を呈する場合にも多く用いられる．

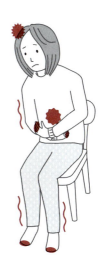

Ⅲ．呼吸器病治療に役立つ50処方

補中益気湯 ㊶

出典：内外傷弁惑論（金元）

構成生薬
黄耆 4.0 g，蒼朮 4.0 g，人参 4.0 g，当帰 3.0 g，柴胡 2.0 g，大棗 2.0 g，陳皮 2.0 g，甘草 1.5 g，升麻 1.0 g，生姜 0.5 g

効能又は効果
消化機能が衰え，四肢倦怠感著しい虚弱体質者の次の諸症：夏やせ，病後の体力増強，結核症，食欲不振，胃下垂，感冒，痔，脱肛，子宮下垂，陰萎，半身不随，多汗症

使用目標＝証
比較的体力の低下した人が，全身倦怠感，食欲不振などを訴える場合に用いる．1) 虚弱体質，結核症などの慢性疾患で上記症状を呈する場合．2) 術後，病後，産後，高齢者の虚弱（フレイル）などで衰弱している場合．3) 咳嗽，微熱，盗汗，動悸などを伴う場合．

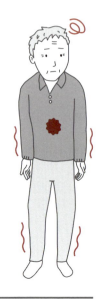

六君子湯 ㊸

出典：万病回春（明）

構成生薬
蒼朮 4.0 g，人参 4.0 g，半夏 4.0 g，茯苓 4.0 g，大棗 2.0 g，陳皮 2.0 g，甘草 1.0 g，生姜 0.5 g

効能又は効果
胃腸の弱いもので，食欲がなく，みぞおちがつかえ，疲れやすく，貧血性で手足が冷えやすいものの次の諸症：胃炎，胃アトニー，胃下垂，消化不良，食欲不振，胃痛，嘔吐

使用目標＝証
比較的体力の低下した人が胃腸機能が低下して，食欲不振，心窩部の膨満感などを訴える場合に用いる．1) 全身倦怠感，手足の冷えなどを伴う場合．2) 腹壁の緊張が弱く，心窩部に振水音を認める場合．

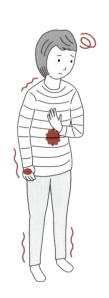

Ⅲ．呼吸器病治療に役立つ50処方

桂枝湯（ケイシトウ）㊺

出典：傷寒論，金匱要略（後漢）

構成生薬
桂皮 4.0 g，芍薬 4.0 g，大棗 4.0 g，甘草 2.0 g，生姜 1.5 g

効能又は効果
体力が衰えたときの風邪の初期

使用目標＝証
比較的体力の低下した人で頭痛，発熱，悪寒，身体痛などがあり，自然に汗の出やすい場合に用いる．

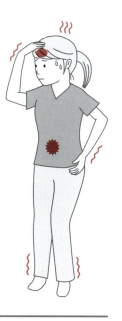

十全大補湯（ジュウゼンタイホトウ）㊽

出典：和剤局方（宋）

構成生薬
黄耆 3.0 g，桂皮 3.0 g，地黄 3.0 g，芍薬 3.0 g，川芎 3.0 g，蒼朮 3.0 g，当帰 3.0 g，人参 3.0 g，茯苓 3.0 g，甘草 1.5 g

効能又は効果
病後の体力低下，疲労倦怠，食欲不振，寝汗，手足の冷え，貧血

使用目標＝証
病後，術後あるいは慢性疾患，高齢者の虚弱（フレイル）などで，疲労衰弱している場合に用いる．1）全身倦怠感，食欲不振，顔色不良，皮膚枯燥，貧血などを伴うことが多い．2）盗汗，口内乾燥感などを伴う場合．

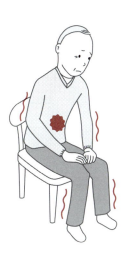

105

Ⅲ．呼吸器病治療に役立つ50処方

荊芥連翹湯 ㊿
ケイガイレンギョウトウ

出典：一貫堂創方

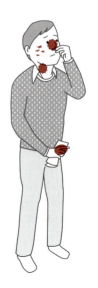

構成生薬
黄芩 1.5 g，黄柏 1.5 g，黄連 1.5 g，桔梗 1.5 g，枳実 1.5 g，荊芥 1.5 g，柴胡 1.5 g，山梔子 1.5 g，地黄 1.5 g，芍薬 1.5 g，川芎 1.5 g，当帰 1.5 g，薄荷 1.5 g，白芷 1.5 g，防風 1.5 g，連翹 1.5 g，甘草 1.0 g

効能又は効果
蓄膿症，慢性鼻炎，慢性扁桃炎，にきび

使用目標＝証
体力中等度前後の人で，皮膚の色が浅黒く，副鼻腔，扁桃などに炎症を起こしやすい場合に用いる．1) 顔面，咽喉，上気道などに発する慢性の炎症性諸疾患．

抑肝散 ㊵
ヨクカンサン

出典：保嬰撮要（明）

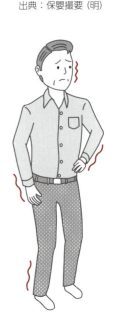

構成生薬
蒼朮 4.0 g，茯苓 4.0 g，川芎 3.0 g，釣藤鈎 3.0 g，当帰 3.0 g，柴胡 2.0 g，甘草 1.0 g

効能又は効果
虚弱な体質で神経がたかぶるものの次の諸症：神経症，不眠症，小児夜なき，小児疳症

使用目標＝証
体力中等度の人で，神経過敏で興奮しやすく，怒りやすい，イライラする，眠れないなどの精神神経症状を訴える場合に用いる．1) おちつきがない，ひきつけ，夜泣きなどのある小児．2) 眼瞼痙攣や手足のふるえなどを伴う場合．3) 腹直筋の緊張している場合．

マ キョウカンセキトウ
麻杏甘石湯 (55)

出典：傷寒論（後漢）

構成生薬
石膏 10.0 g，杏仁 4.0 g，麻黄 4.0 g，甘草 2.0 g

効能又は効果
小児喘息，気管支喘息

使用目標＝証
比較的体力のある人で，咳嗽が強く，口渇，自然発汗，熱感などがあり，喘鳴，呼吸困難などを訴える場合に用いる．1）粘稠でやや切れにくい痰を伴う場合．2）小児に適用されることが多い．

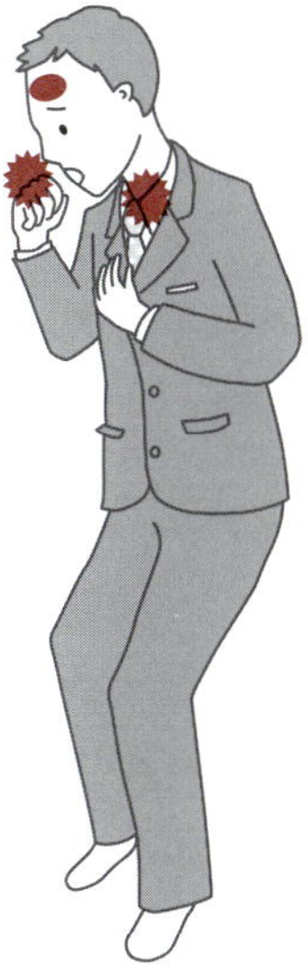

ケイ シ カ シャクヤクトウ
桂枝加芍薬湯 (60)

出典傷寒論（後漢）

構成生薬
芍薬 6.0 g，桂皮 4.0 g，大棗 4.0 g，甘草 2.0 g，生姜 1.0 g

効能又は効果
腹部膨満感のある次の諸症：しぶり腹，腹痛

使用目標＝証
比較的体力の低下した人で，腹部膨満し，腹痛があり，裏急後重を伴う下痢あるいは便秘する場合に用いる．本方は桂枝加芍薬大黄湯よりも裏急後重あるいは便秘が軽度の場合によい．1）便意を催すが，快く排便しない場合．2）下剤服用後の腹痛．3）開腹術後に便が快通しない場合．

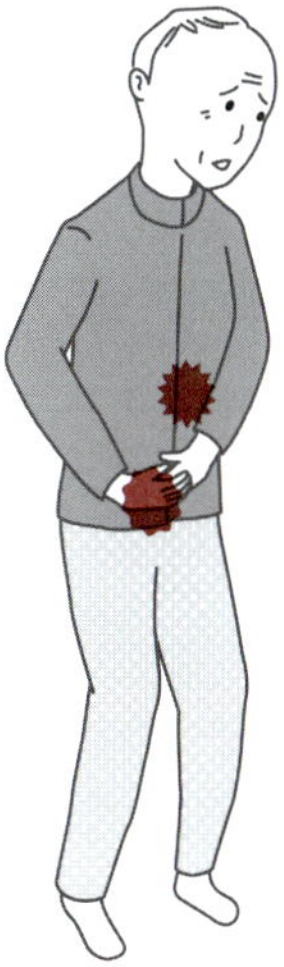

Ⅲ. 呼吸器病治療に役立つ50処方

五積散 ㊚

出典：和剤局方（宋）

構成生薬
蒼朮 3.0 g, 陳皮 2.0 g, 当帰 2.0 g, 半夏 2.0 g, 茯苓 2.0 g, 甘草 1.0 g, 桔梗 1.0 g, 枳実 1.0 g, 桂皮 1.0 g, 厚朴 1.0 g, 芍薬 1.0 g, 生姜 1.0 g, 川芎 1.0 g, 大棗 1.0 g, 白芷 1.0 g, 麻黄 1.0 g

効能又は効果
慢性に経過し, 症状の激しくない次の諸症：胃腸炎, 腰痛, 神経痛, 関節痛, 月経痛, 頭痛, 冷え症, 更年期障害, 感冒

使用目標＝証
体力中等度前後の人で, 寒冷や湿気に侵されて, 腰痛, 下腹部痛, 下肢の痛みなどを訴える場合に用いる. 1) 貧血気味で, 上半身が熱し下半身の冷える場合. 2) 月経不順や月経困難などのある婦人.

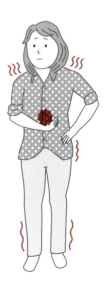

参蘇飲 ㊻

出典：和剤局方（宋）

構成生薬
半夏 3.0 g, 茯苓 3.0 g, 葛根 2.0 g, 桔梗 2.0 g, 前胡 2.0 g, 陳皮 2.0 g, 大棗 1.5 g, 人参 1.5 g, 甘草 1.0 g, 枳実 1.0 g, 蘇葉 1.0 g, 生姜 0.5 g

効能又は効果
感冒, 咳

使用目標＝証
胃腸虚弱な人の感冒で, すでに数日を経てやや長びいた場合に用いる. 1) 頭痛, 発熱, 咳嗽, 喀痰などを伴う場合. 2) 心窩部のつかえ, 悪心, 嘔吐などのある場合.

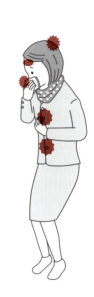

III. 呼吸器病治療に役立つ50処方

芍薬甘草湯 ㊻
シャクヤクカンゾウトウ

出典：傷寒論（後漢）

構成生薬
甘草 6.0 g，芍薬 6.0 g

効能又は効果
急激におこる筋肉のけいれんを伴う疼痛，筋肉・関節痛，胃痛，腹痛

使用目標＝証
急激に起こる筋肉（おもに下肢）の痙攣性疼痛ならびに腹部疝痛を訴える場合に用いる．頓服あるいは他の処方と併用されることが多い．

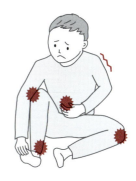

香蘇散 ㊻
コウソサン

出典：和剤局方（宋）

構成生薬
香附子 4.0 g，蘇葉 2.0 g，陳皮 2.0 g，甘草 1.5 g，生姜 1.0 g

効能又は効果
胃腸虚弱で神経質の人の風邪の初期

使用目標＝証
平素より胃腸虚弱で，抑うつ傾向のある人の感冒の初期に用いる．1）食欲不振や軽度の悪寒，発熱などを伴う場合．2）葛根湯や麻黄湯などの麻黄剤では食欲不振を起こす場合．

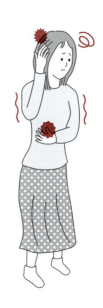

109

Ⅲ．呼吸器病治療に役立つ 50 処方

柴陥湯(サイカントウ) ㉓

出典：本朝経験方

構成生薬
柴胡 5.0 g，半夏 5.0 g，黄芩 3.0 g，大棗 3.0 g，人参 2.0 g，黄連 1.5 g，甘草 1.5 g，生姜 1.0 g，括楼仁 3.0 g

効能又は効果
咳，咳による胸痛

使用目標＝証
体力中等度の人で，強い咳が出て，痰が切れにくく，胸痛する場合に用いる．1) 心窩部より季肋部にかけて苦満感を訴え，抵抗・圧痛の認められる場合（胸脇苦満）．

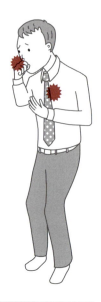

神秘湯(シンピトウ) ㉘

出典：浅田家方

構成生薬
麻黄 5.0 g，杏仁 4.0 g，厚朴 3.0 g，陳皮 2.5 g，甘草 2.0 g，柴胡 2.0 g，蘇葉 1.5 g

効能又は効果
小児喘息，気管支喘息，気管支炎

使用目標＝証
体力中等度あるいはそれ以上の人で，呼吸困難を主訴とし，抑うつ傾向を呈する場合に用いる．1) 喘息，咳嗽を伴うが喀痰の少ない場合．

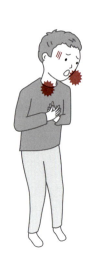

六味丸（ロクミガン） (87)

出典：小児薬証直訣（宋）

構成生薬

地黄 5.0 g，山茱萸 3.0 g，山薬 3.0 g，沢瀉 3.0 g，茯苓 3.0 g，牡丹皮 3.0 g

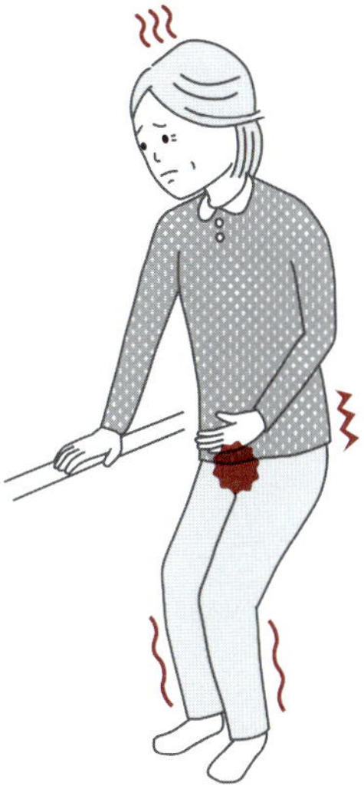

効能又は効果

疲れやすくて尿量減少または多尿で，時に口渇があるものの次の諸症：排尿困難，頻尿，むくみ，かゆみ

使用目標＝証

比較的体力の低下した人で，腰部および下肢の脱力感，しびれなどがあり，尿意頻数，排尿時違和感などを訴える場合に用いる．1) 八味地黄丸，牛車腎気丸を服用してのぼせ感を訴える場合．2) 上腹部に比べて下腹部が軟弱無力の場合．3) 疲労倦怠感，腰痛などを伴う場合．

清肺湯（セイハイトウ） (90)

出典：万病回春（明）

構成生薬

当帰 3.0 g，麦門冬 3.0 g，茯苓 3.0 g，黄芩 2.0 g，桔梗 2.0 g，杏仁 2.0 g，山梔子 2.0 g，桑白皮 2.0 g，大棗 2.0 g，陳皮 2.0 g，天門冬 2.0 g，貝母 2.0 g，甘草 1.0 g，五味子 1.0 g，生姜 1.0 g，竹筎 2.0 g

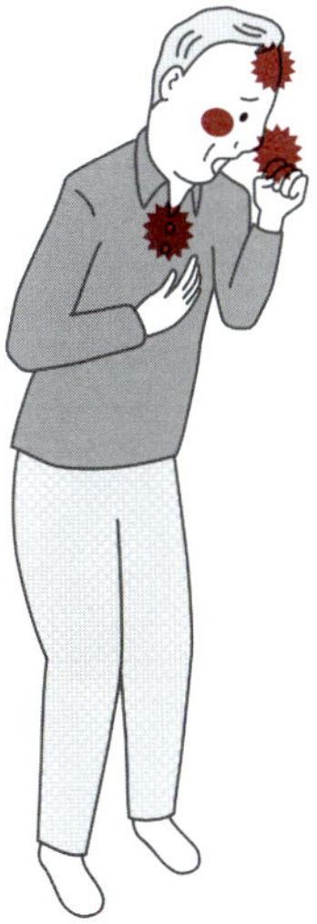

効能又は効果

痰の多く出る咳

使用目標＝証

比較的体力の低下した人で，粘稠で切れにくい痰が多く咳嗽が遷延化した場合に用いる．1) 上記症状が長びいて咽喉痛，嗄声，血痰などを伴う場合．2) 慢性化した呼吸器疾患で痰の多く出る咳．

Ⅲ．呼吸器病治療に役立つ50処方

竹筎温胆湯 (チクジョウンタントウ) ⑨¹

出典：万病回春（明）

構成生薬
半夏 5.0 g，柴胡 3.0 g，麦門冬 3.0 g，茯苓 3.0 g，桔梗 2.0 g，枳実 2.0 g，香附子 2.0 g，陳皮 2.0 g，黄連 1.0 g，甘草 1.0 g，生姜 1.0 g，人参 1.0 g，竹筎 3.0 g

効能又は効果
インフルエンザ，風邪，肺炎などの回復期に熱が長びいたり，また平熱になっても，気分がさっぱりせず，せきや痰が多くて安眠が出来ないもの

使用目標＝証
比較的体力の低下した人で，感冒などで発熱が長びき，あるいは解熱後，咳が出て痰が多く，不眠を訴える場合に用いる．1）精神不安，心悸亢進などを伴う場合．2）季肋下部に軽度の抵抗・圧痛を認める場合（胸脇苦満）．

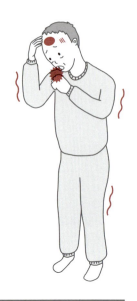

滋陰至宝湯 (ジインシホウトウ) ⑨²

出典：万病回春（明）

構成生薬
香附子 3.0 g，柴胡 3.0 g，地骨皮 3.0 g，芍薬 3.0 g，知母 3.0 g，陳皮 3.0 g，当帰 3.0 g，麦門冬 3.0 g，白朮 3.0 g，茯苓 3.0 g，貝母 2.0 g，甘草 1.0 g，薄荷 1.0 g

効能又は効果
虚弱なものの慢性の咳・痰

使用目標＝証
体力が低下した人の慢性に経過した咳嗽に用いる．1）比較的切れやすい痰で，量のさほど多くない場合．2）食欲不振，全身倦怠感，盗汗などを伴う場合．3）呼吸器疾患が長びいた場合の咳・痰．

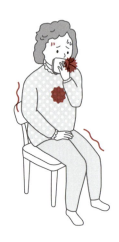

Ⅲ. 呼吸器病治療に役立つ 50 処方

滋陰降火湯 ㉙

出典：万病回春（明）

構成生薬
蒼朮 3.0 g，地黄 2.5 g，芍薬 2.5 g，陳皮 2.5 g，天門冬 2.5 g，当帰 2.5 g，麦門冬 2.5 g，黄柏 1.5 g，甘草 1.5 g，知母 1.5 g

効能又は効果
のどにうるおいがなく痰の出なくて咳こむもの

使用目標＝証
体力低下した人で，皮膚の色が浅黒く，咳嗽，粘稠で切れにくい痰などのある場合に用いる．1）夕方あるいは夜間に咳が頻発する場合．2）老人や虚弱者で微熱や便秘傾向のある場合．3）呼吸器疾患が長びいた場合．

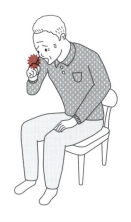

五虎湯 ㉕

出典：万病回春（明）

構成生薬
石膏 10.0 g，杏仁 4.0 g，麻黄 4.0 g，桑白皮 3.0 g，甘草 2.0 g

効能又は効果
咳，気管支喘息

使用目標＝証
比較的体力のある人で，喘鳴，激しい咳嗽のある場合に用いる．1）口渇があり，あるいは自然に発汗し，熱感を訴えるもの（高熱も悪寒もない）．2）小児に頻用される．

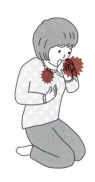

Ⅲ. 呼吸器病治療に役立つ50処方

柴朴湯 (サイボクトウ) ⑯

出典：本朝経験方

構成生薬
柴胡 7.0 g，半夏 5.0 g，茯苓 5.0 g，黄芩 3.0 g，厚朴 3.0 g，大棗 3.0 g，人参 3.0 g，甘草 2.0 g，蘇葉 2.0 g，生姜 1.0 g

効能又は効果
気分がふさいで，咽喉，食道部に異物感があり，ときに動悸，めまい，嘔気などを伴う次の諸症：小児喘息，気管支喘息，気管支炎，せき，不安神経症

使用目標＝証
体力中等度の人で，軽度の胸脇苦満，心窩部の膨満感があり，咳嗽，喘鳴，精神不安，抑うつ傾向，食欲不振，全身倦怠感などを訴える場合に用いる．

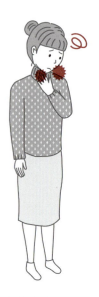

大建中湯 (ダイケンチュウトウ) ⑩

出典：金匱要略（後漢）

構成生薬
本品 15.0 g 中，下記の割合の混合生薬の乾燥エキス 1.25 g と膠飴 10.0 g を含有する．
乾姜 5.0 g，人参 3.0 g，山椒 2.0 g

効能又は効果
腹が冷えて痛み，腹部膨満感のあるもの

使用目標＝証
体力が低下した人で四肢や腹部が冷え，腹痛，腹部膨満，鼓腸のある場合に用いる．1) 腹壁がうすく軟弱無力で腸の蠕動不安を認める場合．2) 冷えにより症状の悪化する場合．3) 開腹術後の腸管通過障害に伴う腹痛，腹部膨満感．

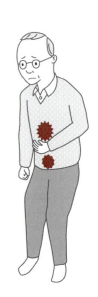

114

Ⅲ．呼吸器病治療に役立つ50処方

辛夷清肺湯 (シンイセイハイトウ) ⑭

出典：外科正宗（明）

構成生薬
石膏 5.0 g，麦門冬 5.0 g，黄芩 3.0 g，山梔子 3.0 g，知母 3.0 g，百合 3.0 g，辛夷 2.0 g，枇杷葉 2.0 g，升麻 1.0 g

効能又は効果
鼻づまり，慢性鼻炎，蓄膿症

使用目標＝証
体力中等度あるいはそれ以上の人で，膿性鼻漏，後鼻漏などを伴う鼻疾患に用いる．1) 患部に熱感及び疼痛を伴う場合．

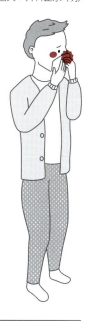

牛車腎気丸 (ゴシャジンキガン) ⑩

出典：済生方（南宋）

構成生薬
地黄 5.0 g，牛膝 3.0 g，山茱萸 3.0 g，山薬 3.0 g，車前子 3.0 g，沢瀉 3.0 g，茯苓 3.0 g，牡丹皮 3.0 g，桂皮 1.0 g，附子末 1.0 g

効能又は効果
疲れやすくて，四肢が冷えやすく尿量減少または多尿で時に口渇がある次の諸症：下肢痛，腰痛，しびれ，老人のかすみ目，かゆみ，排尿困難，頻尿，むくみ

使用目標＝証
比較的体力の低下した人あるいは老人で腰部および下肢の脱力感，冷え，しびれなどがあり，排尿の異常（特に夜間の頻尿）を訴える場合に用いる．1) 上腹部に比べて下腹部が軟弱無力の場合（臍下不仁）．2) 多尿，頻尿，乏尿，排尿痛などを伴う場合．3) 疲労倦怠感，腰痛，口渇などを伴う場合．4) 高齢者の虚弱（フレイル）などで衰弱している場合．

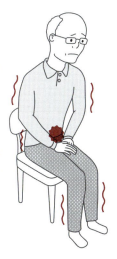

Ⅲ. 呼吸器病治療に役立つ 50 処方

人参養栄湯 ⑱
ニンジンヨウエイトウ

出典：和剤局方（宋）

構成生薬
地黄 4.0 g, 当帰 4.0 g, 白朮 4.0 g, 茯苓 4.0 g, 人参 3.0 g, 桂皮 2.5 g, 遠志 2.0 g, 芍薬 2.0 g, 陳皮 2.0 g, 黄耆 1.5 g, 甘草 1.0 g, 五味子 1.0 g.

効能又は効果
病後の体力低下，疲労倦怠，食欲不振，寝汗，手足の冷え，貧血

使用目標＝証
病後・術後あるいは慢性疾患，高齢者の虚弱（フレイル）などで疲労衰弱している場合に用いる．1) 全身倦怠感，顔色不良，食欲不振などを伴うことが多い．2) 慢性疾患で，微熱，悪寒，咳嗽などを伴う場合．

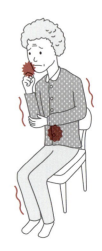

小柴胡湯加桔梗石膏 ⑲
ショウサイコトウカキキョウセッコウ

出典：本朝経験方

構成生薬
石膏 10.0 g, 柴胡 7.0 g, 半夏 5.0 g, 黄芩 3.0 g, 桔梗 3.0 g, 大棗 3.0 g, 人参 3.0 g, 甘草 2.0 g, 生姜 1.0 g

効能又は効果
咽喉が腫れて痛む次の諸症：扁桃炎，扁桃周囲炎

使用目標＝証
体力中等度の人で，微熱があり，心窩部より季肋部にかけての苦満感，圧迫感（胸脇苦満），食欲不振などを訴える場合に用いる．1) 上気道の亜急性ないし慢性の炎症性疾患．

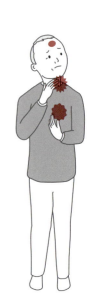

Ⅲ．呼吸器病治療に役立つ 50 処方

茯苓飲合半夏厚朴湯 ⑯
ブクリョウインゴウハン ゲ コウボクトウ

出典：本朝経験方

構成生薬
半夏 6.0 g，茯苓 5.0 g，蒼朮 4.0 g，厚朴 3.0 g，陳皮 3.0 g，人参 3.0 g，蘇葉 2.0 g，枳実 1.5 g，生姜 1.0 g

効能又は効果
気分がふさいで，咽喉，食道部に異物感があり，時に動悸，めまい，嘔気，胸やけなどがあり，尿量の減少するものの次の諸症：不安神経症，神経性胃炎，つわり，溜飲，胃炎

使用目標＝証
体力中等度あるいはやや低下した人で，抑うつ状態を呈し，咽喉部の異物感，胃部膨満感を訴える場合に用いる．1) めまい，動悸，悪心，心窩部振水音などを伴う場合．

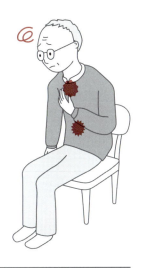

苓甘姜味辛夏仁湯 ⑲
リョウカンキョウ ミ シン ゲ ニントウ

出典：金匱要略（後漢）

構成生薬
杏仁 4.0 g，半夏 4.0 g，茯苓 4.0 g，五味子 3.0 g，乾姜 2.0 g，甘草 2.0 g，細辛 2.0 g

効能又は効果
貧血，冷え症で喘鳴を伴う喀痰の多い咳嗽があるもの．気管支炎，気管支喘息，心臓衰弱，腎臓病

使用目標＝証
比較的体力が低下し，冷え症で貧血傾向にある人の，喘鳴，咳嗽，喀痰，水様性鼻汁などを呈する場合に用いる．1) 胃腸虚弱で，麻黄剤の服用により胃障害などを呈する場合．2) 疲労倦怠感，動悸，息切れ，浮腫などを伴う場合．3) 腹部が軟弱で，心窩部に振水音を認める場合．

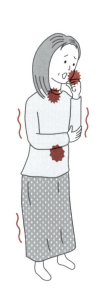

117

麻黄附子細辛湯（マオウブシサイシントウ） (127)

出典：傷寒論（後漢）

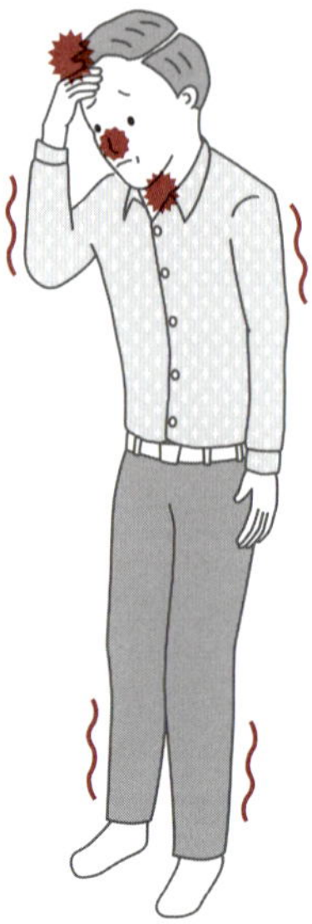

構成生薬

麻黄 4.0 g，細辛 3.0 g，附子末 1.0 g

効能又は効果

悪寒，微熱，全身倦怠，低血圧で頭痛，めまいあり，四肢に疼痛冷感あるものの次の諸症：感冒，気管支炎

使用目標＝証

比較的体力の低下した人の悪寒を伴う発熱（微熱）を目標に用いる．脈は沈んで細く，力がないことが多い．老人や虚弱者の感冒や気管支炎に繁用されている．1）無気力感，全身倦怠感などを伴う場合．2）頭痛，咳嗽，のどの痛み，くしゃみ，水様性鼻汁，手足の冷え，痛みなどを伴う場合．

桔梗湯（キキョウトウ） (138)

出典：傷寒論，金匱要略（後漢）

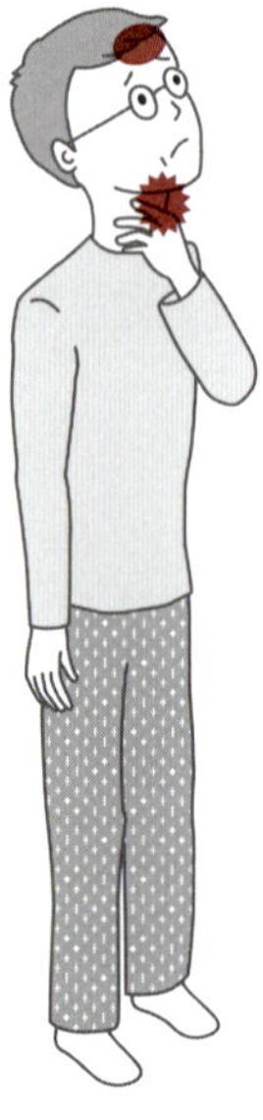

構成生薬

甘草 3.0 g，桔梗 2.0 g

効能又は効果

咽喉がはれて痛む次の諸症：扁桃炎，扁桃周囲炎

使用目標＝証

咽・喉部の炎症で，疼痛，腫脹，発赤がある場合に用いる．1）軽度の発熱，咳嗽，喀痰，嚥下困難などを伴うことが多い．

結び

　西洋医学は，ヒトの病気をある時点で診断し治療する縦軸の医療である．一方，漢方医学では，体質など長い時間をかけて形成されてきた要因を診断し治療する横軸の医療である．ヒトの病気の治療には，体質的要素が大きく関与するものと，あまり関与しないものと2つあるが，前者において，この縦軸と横軸の治療法の考え方をとくに必要とする．つまり，長い年月をかけて形成されたヒトの漢方医学的体質を理解した上で，病気が診断されたときに西洋医学的治療を行うと理想的な治療となることが多いからである．

　最近の医学研究では，この体質的あるいはシステムバイオロジーの発想に近い漢方医学の理論を，西洋医学的に証明する成績が次々と得られている．21世紀の医学では，西洋医学に漢方医学を代表とする補完代替医学を結びつけて診察・治療を行うことがたいへん重要になると思われ，また，今後さらに発展していくことを心から望む次第である．とくに日本の医療制度では，世界で唯一，1つの医師免許で両方の治療が可能なので，この新しい医療の実践・普及に最も近いところにあると考えられる．

文献

1) Iwasaki K, Kato S, et al（2007）. A pilot study of banxia houpu tang, a traditional Chinese medicine, for reducing pneumonia risk in older adults with dementia. J Am Geriatr Soc 55：2035-2040.

2) Jo T, Michihata N, et al（2018）. Reduction in exacerbation of COPD in patients of advanced age using the Japanese Kampo medicine Dai-kenchu-to：a retrospective cohort study. Int J Chron Obstruct Pulmon Dis 14：129–139.

3) 感冒研究会，加地正郎ほか（1993）. 普通感冒に対するTJ-1ツムラ葛根湯の臨床効果. 臨牀と研究70：3266-3272.

4) 柏木征三郎，林　純ほか（1986）. 急性上気道炎およびインフルエンザに対する漢方治療. 臨牀と研究63：2007-2010.

5) 加藤士郎（2012）. COPDに対する去痰薬としての清肺湯の臨床的有効性. 漢方医学36：30-33.

6) 加藤士郎（2023）. これからの漢方医学における研究の方向性について―自身の体験から省みて. 漢方と最新治療32：129-136.

7) 加藤士郎編（2019）. 地域包括ケアシステムにおける漢方. ライフサイエンス. p.28-33.

8) 加藤士郎，岩崎　鋼（2010）. 病態を考慮した漢方薬による誤嚥性肺炎の治療方法. 漢方と最新治療19：333-339.

9) 加藤士郎，景山倫也ほか（2009）. 小青竜湯―アレルギー性鼻炎と気管支炎. 臨牀と研究86：576-580.

10) 加藤士郎，木代　泉ほか（1998）. 副鼻腔気管支症候群に対するエリスロマイシンと葛根湯加川芎辛夷の長期併用療法の臨床的有効性. 呼吸17：919-926.

11) 加藤士郎，木代　泉ほか（1999）. 肺癌に対する補中益気湯とクラリスロマイシンの併用効果. 漢方と免疫・アレルギー13：83-88.

12) 加藤士郎，木代　泉ほか（2001）. 慢性閉塞性肺疾患における補中益気湯と小柴胡湯の有効性. 漢方と免疫アレルギー15：21-27.

13) 加藤士郎，松田俊哉ほか（2005a）. 慢性閉塞性肺疾患における禁煙と清肺湯併用の臨床的意義. 漢方と最新治療14：260-265.

14) 加藤士郎，松田俊哉ほか（2005b）. 漢方補剤とハタケシメジの併用療法が有効であった進行肺癌の2症例. Biotherapy 19：417-421.

15) 加藤士郎，松崎靖司（2019）. 女性のトータルケアに役立つ漢方治療. 産婦人科漢方研究のあゆみ36：1-9.

16) 加藤士郎，中嶋貴秀ほか（2005）. 胃食道逆流症に伴う呼吸器症状に対する半夏厚朴湯の有効性. 漢方と最新治療14：333-338.

17) 加藤士郎，小曽根早知子ほか（2013）. アレルギー性鼻炎を合併した気管支喘息に対する漢方療法の有効性. 漢方と免疫・アレルギー25：78-96.

18) 加藤士郎，玉野雅裕ほか（2015a）. 漢方非専門医を対象とした高齢者のかぜ症候群に対する漢方治療マニュアルの有効性. 漢方医学39：65-67.

19) 加藤士郎，玉野雅裕ほか（2015b）. 高齢者のかぜ症候群に対する漢方薬の予防効果. 漢方医学39：183-186.

20) 加藤士郎，玉野雅裕ほか（2016a）. 高齢者のインフルエンザと市中肺炎に対する漢方補剤の予防効果. 漢方医学40：49-52.

文献

21） 加藤士郎，玉野雅裕ほか（2016b）．慢性閉塞性肺疾患における3大参耆剤の臨床的有用性．漢方医学40：172-176.

22） 川原玲子，小山佐和子（2011）．緩和医療における漢方薬の使用―当院緩和チームでの経験を中心として．痛みと漢方21：106-110.

23） 小泉修一（2013）．神経障害性疼痛に対するブシ末の薬理作用．漢方医学37：90-94.

24） Kurosawa M（1998）. Antipyretic activity of cinnamyl derivatives and related compounds in influenza virus-infected mice. Eur J Pharmacol 348：45-51.

25） Kurosawa M, Imakita M, et al（1996a）. Kakkon-to suppressed interleukin-1α production responsive to interferon and alleviated inflenza infection in mice. J Tradit Med 13：201-209.

26） Kurosawa M, Imakita M, et al（1996b）. Cascade of fever production in mice infected with influenza virus. J Med Virol 50：152-158.

27） Kurosawa M, Tsurita M, et al（2002）. Effect of interleukin-12 level augmented by Kakkon-to, a herbal medicine, on the early stage of influenza infection in mice. Antiviral Res 56：183-188.

28） Leynaert B. Neukirch F, et al（2000）. Epidemiologic evidencee for asthma and rhinitis comorbidity. J Allergy Clin Immunol 106：S201-205.

29） 宮田 健（2000）．麦門冬湯の慢性炎症性気道疾患治療薬としての病態薬効解析．日本東洋医学会雑誌51：375-397.

30） Nabeshima S, Kashiwagi K, et al（2012）. A randomized, controlled trial comparing traditional herbal medicine and neuraminidase inhibitors in the treatment of seasonal influenza. J Infect Chemother 18：534-543.

31） 日本呼吸器学会（2005）．漢方薬治療における医薬品の適正な使用法ガイドライン．

32） 日本東洋医学会学術教育委員会（2007）．学生のための漢方医学テキスト．南江堂.

33） Shinozuka N, Tatsumi K, et al（2007）. The traditional herbal medicine Hochuekkito improves systemic inflammation in patients with chronic obstructive pulmonary disease. J Am Geriatr Soc 55：313-314.

34） Takayama S, Namiki T, et al（2022）. Multicenter, randomized controlled trial of traditional Japanese medicine, kakkonto with shosaikotokakikyosekko, for mild and moderate coronavirus disease patients. Front Pharmacol 13. DOI 10.3389/fphar.2022.1008946

35） 玉野雅裕，加藤士郎ほか（2015）．月経不順によって難治化した気管支喘息に漢方治療が有効であった5症例．産婦人科漢方研究のあゆみ32：142-145.

36） 玉野雅裕，加藤士郎ほか（2016）．高齢者の誤嚥性肺炎予防，QOL改善に対する補中益気湯の臨床的検討．漢方医学40：238-241.

37） Tatsumi T, Shinozuka N, et al（2009）. Hochuekkito improves systemic inflammation and nutritional status in elderly patients with chronic obstructive pulmonary disease. J Am Geriatr Soc 57：169-170.

38） 渡邉直人，成 剛ほか（2004）．咳感受性の亢進している気管支喘息患者と非喘息患者に対する麦門冬湯の効果の比較検討．日本呼吸器学会雑誌42：49-55.

39） Yamauchi K, Tamura G, et al（2009）. Analysis of the Comorbidity of Bronchial Asthma and Allergic Rhinitis by Questionnaire in 10,009 Patients. Allergology International 58：55-61.

索引

あ

アガリスク　92
アクアポリン5　50
味　19
アストロサイトグリア細胞
　88
アトピー性皮膚炎　36, 69
アレルギー性鼻炎　36, 54

い

医王湯　43
易感染性　57
胃食道逆流症　71
異病同治　13
胃部振水音　17
陰虚　9
咽喉頭逆流症　71
インフルエンザ　26, 32
陰陽のバランス　5

う

ウイルス感染防御機構　34
ウイルス性呼吸器感染症　10
うつ状態　52

え

越婢加朮湯　21, 101
越婢加半夏湯　40
エリスロマイシン　67
嚥下機能評価　81
嚥下性肺炎　79

お

瘀血　9, 86
瘀血の圧痛点　17
黄芩　23, 39
黄連解毒湯　15, 19
オミクロン株　32, 36

か

咳嗽　20
化学療法後の気虚　90
喀痰　20
かぜ症候群　26
　——急性期　12
　——急性期治療例　35
　——遷延期治療例　39
　——の治療法　39, 40
葛根湯　11, 12, 19, 20, 27, 29,
　31, 33, 35, 94
　——の解熱作用　31
葛根湯加川芎辛夷　20, 67,
　68, 94
活性化自己リンパ球療法　92
過敏性腸症候群　21
花粉症　21, 54
加味帰脾湯　90
加味逍遙散　52, 100
癌患者の病態　87
緩緊　11
間質性肺炎　23
乾性咳　48
甘草　22
癌による疼痛症状　86
漢方薬治療における医薬品の
　適正な使用法ガイドライン
　12
緩和ケアチーム　86

き

気管支拡張効果　46
気管支拡張作用　51
気管支拡張症　69
気管支喘息　47
　——の病態とコントロール
　47
気逆　9
気虚　9, 86
桔梗　20

桔梗湯以下

桔梗湯　38, 118
気血水　2, 88
気功　2
気滞　9
気道感染　30
気の低下　89
廃薬　22
急性疼痛　88
胸脇苦満　15, 16
杏仁　20
虚寒証　6
虚寒証気味　26
虚実　11
虚証　14
金匱要略　20, 40

く

駆瘀血剤　88

け

荊芥連翹湯　67, 69, 106
経管流動食　79
桂姜棗草黄辛附湯　38
桂枝加芍薬湯　16, 21, 81,
　107
桂枝加竜骨牡蛎湯　15
桂枝湯　38, 105
桂枝茯苓丸　15, 21, 53, 100
桂皮　20, 32
血虚　9, 86
厥陰病　29
解熱作用　31

こ

抗アレルギー効果　37
口咽頭痛　38
抗ウイルス効果　11, 20
抗ウイルス作用　31
抗菌効果　31
抗菌薬　30
抗コリン薬　66

索引

香蘇散　13, 34, 38, 39, 109
香附子　38
興奮症状　90
誤嚥性肺炎　82
誤嚥の機序　80
呼吸器感染症　30
呼吸困難　51
五虎湯　20, 40, 113
五積散　53, 108
牛車腎気丸　17, 57, 115
五臓　10
五味子　20
五苓散　19, 98

さ

臍下悸　16
柴葛解肌湯　32, 36
柴陥湯　39, 110
柴胡　23, 32
柴胡加竜骨牡蛎湯　15, 97
柴胡桂　42
柴胡桂枝乾姜湯　40, 96
柴胡桂枝湯　15, 27, 39, 43, 96
柴胡剤　39
臍上悸　16
柴朴湯　20, 52, 114

し

滋陰降火湯　20, 41, 113
滋陰至宝湯　20, 41, 76, 78, 112
四逆散　15
四君子湯　57
自己免疫抗体　33
四診　9
システムバイオロジー　119
実証　15
実熱証　6
実熱証気味　26
芍薬甘草湯　19, 109
瀉剤　8
十全大補湯　6, 20, 43, 57, 64, 76, 77, 81, 89, 105
証　5

少陰病　29
傷寒論　20, 29, 40
小柴胡湯　15, 27, 39, 42, 61, 95
小柴胡湯加桔梗石膏　116
小青竜湯　11, 12, 20, 21, 32, 34, 37, 98
小腹急結　15, 17
小腹不仁　18
少陽病　29
食養生　2
食欲不振　57
女性　41
辛夷清肺湯　67, 69, 115
心下悸　16
心下痞硬　15, 16
参耆剤　57, 88
鍼灸　2
腎虚　88
参蘇飲　13, 39, 108
シンナミル化合物　31
神秘湯　20, 110
真武湯　15, 27, 102

す

随証治療　2, 13
水滞　9
数遅　11
寸口　11

せ

清上防風湯　21
精神症状　89
正中芯　18
清肺湯　20, 46, 59, 111
切診　9
喘息　20, 51, 52, 53
蠕動不穏　18

そ

桑白皮　40, 46
蘇葉　38

た

太陰病　29

大黄甘草湯　27
大黄剤　22
大黄牡丹皮湯　15
大建中湯　16, 21, 57, 66, 80, 81, 85, 114
大柴胡湯　8, 15
体重増加効果　61
大承気湯　15
大青竜湯　12, 27, 32, 36
太陽病　29

ち

竹筎温胆湯　20, 41, 112
中間証　8
長時間作用性抗コリン薬　57
陳皮　20, 38

つ

通導散　16

て

デルタ株　32, 36

と

桃核承気湯　6, 15
当帰四逆加呉茱萸生姜湯　21, 53, 103
当帰芍薬散　21, 53, 99
湯剤　2
疼痛　88
同病異治　13
投薬の鉄則　22

な

難治性喘息　21

に

2次感染予防効果　61
ニュートラルエンドペプチダーゼ　49
人参湯　27, 103
人参養栄湯　6, 20, 43, 57, 64, 76, 78, 81, 89, 92, 116

123

索引

の

ノイラミニダーゼ阻害薬　36
脳梗塞　79
ノルアドレナリン動態　34

は

肺炎　30, 43
肺癌　86
肺中冷　53
麦門冬　20
麦門冬湯　20, 21, 40, 46, 49,
　58, 102
　　——の鎮咳作用機序　49
ハタケシメジ　92
八味地黄丸　17, 53, 57, 81, 95
半夏　20
半夏厚朴湯　71, 74, 79, 81, 83,
　97
半夏瀉心湯　15
半表半裏　32, 39

ひ

冷え症　21, 48, 52
脾虚　86
ヒスタミン H$_1$ 受容体拮抗薬　21
非定型抗酸菌症　10, 41, 76
表証　27, 32
表裏　26
貧血症状　89

ふ

不安傾向　90
副作用　22
腹診　14
腹診所見の臨床的特徴　15
腹直筋攣急　16
副鼻腔炎　69
副鼻腔気管支症候群　67
腹部膨満　66
腹満　17
茯苓飲　81
茯苓飲合半夏厚朴湯　71, 81,
　117

附子剤　22
婦人科疾患　52
浮沈　11
不定愁訴　71
プロトンポンプ阻害薬　71
聞診　9

へ

併用で注意すべき西洋薬　22
扁桃腺炎　69
便秘　66
弁惑論　20

ほ

防已黄耆湯　53, 99
望診　9
防風通聖散　8, 15
補腎剤　57, 88
補中益気湯　6, 15, 20, 39, 42,
　43, 57, 61, 76, 77, 79, 80, 81,
　84, 89, 90, 104
補脾剤　57
ホメオスターシス　2
本シメジ　92

ま

麻黄　20, 32, 46, 51
麻黄剤　22
麻黄湯　11, 12, 19, 20, 27, 32,
　33, 35, 101
麻黄附子細辛湯　11, 12, 13,
　27, 32, 34, 38, 118
麻杏甘石湯　20, 40, 46, 51, 107
慢性気管支炎　69
慢性呼吸不全　79
慢性心不全　79
慢性閉塞性肺疾患　10, 41, 55
万病回春　20, 41

み

ミクログリア細胞　88
脈診　10
脈診の方法　11

め

メシマコブ　92
免疫賦活効果　33

も

問診　9

よ

陽明病　29
抑肝散　90, 106
抑肝散加陳皮半夏　90
吉益東洞　14

り

裏証　27
六君子湯　15, 16, 52, 57, 71,
　74, 80, 85, 104
苓甘姜味辛夏仁湯　37, 117

ろ

ロイコトリエン受容体拮抗薬
　21
六病位　29
六味丸　57, 81, 111

わ

和剤局方　20

C

chronic obstructive pulmonary
　disease（COPD）　41, 55
　　——に対する清肺湯の有効
　　性　60
　　——の漢方治療　58
　　——の病態　55
COVID-19　26, 32, 36, 40, 43,
　46

G

gastroesophageal reflux
　disease（GERD）　71
　　——の病態機序　72
　　半夏厚朴湯の推移　75

索引

I

IFN-γ　31
IL-12　31

L

laryngopharyngeal refux
　disease（LPRD）　71

M

MAC 菌　76

N

neutral endopeptidase（NEP）
　49

NK 細胞　43
NK 細胞活性化　61
nontuberculous mycobacterial
　infection（NTM）　41, 76

O

one airway, one disease　54,
　67

P

polypharmacy　19

S

sinobronchial syndrome（SBS）
　67

ギリシャ文字

β_2 刺激薬　57

数字

3 大参耆剤　76, 78

125

●著者プロフィール

加藤士郎（KATO Shiro）

【略歴】

1988 年 3 月	獨協医科大学第 1 内科（現 心臓・血管内科/循環器内科）大学院修了，医学博士
1988 年 4 月	獨協医科大学第 1 内科助手
1995 年 4 月	獨協医科大学第 1 内科講師
2004 年 4 月	宇都宮東病院副院長兼任
2005 年 5 月	日本呼吸器学会 漢方治療における医薬品の適正使用法ガイドライン作成委員
	呼吸器疾患に対する漢方治療のガイドラインを作成
2009 年 4 月	野木病院 副院長，筑波大学医学群医学類非常勤講師
	筑波大学附属病院総合診療科に漢方外来を開設
2010 年 3 月	筑波大学附属病院臨床教授

大学や講演などにおいて，学生，薬剤師，研修医，歯科医師，医師，さらに漢方専門医に対し漢方医学の教育活動を行いながら現在に至る.

【所属学会】

日本内科学会 認定医，日本呼吸器学会 専門医・指導医，日本東洋医学会 専門医・指導医，日本老年医学会 老年科専門医・指導医，ATS（米国呼吸器病学会）会員，ACCP（米国胸部疾患学会）会員

【著書】

『高齢者プライマリ・ケア漢方薬ガイド—チーム医療に必ず役立つ 56 処方』中山書店，『西洋医学と東洋医学の W 専門医が指南！ 臨床力をアップする漢方』中山書店，（編著，分担執筆），『プライマリ・ケアのための高齢者疾患と初めに覚えたいこの処方』ライフ・サイエンス，『地域包括ケアシステムにおける漢方』ライフ・サイエンス，一般向けとして，毎日新聞「医療プレミア」にて漢方に関する記事を連載. 他多数.

呼吸器病の漢方治療ガイド
プライマリ・ケアで役立つ50処方

2025年4月15日　初版第1刷発行

著　者　　　加藤士郎

発行者　　　平田　直

発行所　　　株式会社 中山書店
　　　　　　〒112-0006 東京都文京区小日向4-2-6
　　　　　　TEL 03-3813-1100（代表）
　　　　　　https://www.nakayamashoten.jp/

装丁・III章イラスト　　　ボブカワムラ　BOB-K. Design

印刷・製本　　　株式会社 真興社

ISBN978-4-521-74960-0
Published by Nakayama Shoten Co.,Ltd.　　　　　　Printed in Japan
落丁・乱丁の場合はお取り替え致します.

・本書の複製権・上映権・譲渡権・公衆送信権（送信可能化権を含む）は株式会社中山書店が保有します.

・JCOPY〈出版者著作権管理機構 委託出版物〉

本書の無断複製は著作権法上での例外を除き禁じられています．複製される場合は，そのつど事前に，出版者著作権管理機構（電話 03-5244-5088，FAX 03-5244-5089，e-mail: info@jcopy.or.jp）の許諾を得てください．

本書をスキャン・デジタルデータ化するなどの複製を無許諾で行う行為は，著作権法上での限られた例外（「私的使用のための複製」など）を除き著作権法違反となります．なお，大学・病院・企業などにおいて，内部的に業務上使用する目的で上記の行為を行うことは，私的使用には該当せず違法です．また私的使用のためであっても，代行業者等の第三者に依頼して使用する本人以外の者が上記の行為を行うことは違法です．

スッキリわかる耳鼻咽喉科医のための漢方薬処方

耳鼻咽喉科 早わかり 漢方薬処方ガイド

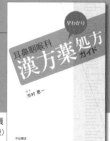

編集 ◉ 市村恵一（自治医科大学名誉教授／石橋総合病院）

B5判／2色刷（一部4色）／244頁
定価 **6,050円**（本体5,500円＋税）
ISBN978-4-521-73999-1

CONTENTS

1章　耳鼻咽喉科で漢方薬を使用するにあたって
1. 耳鼻咽喉科医にとって漢方薬とは
2. 漢方薬の基本から臨床へ
3. 選び方と使い方（副作用, 薬物相互作用）
4. 漢方の効きが悪いとき何を考えるか

2章　漢方薬処方の実際
1. 外耳道炎・外耳湿疹
2. 中耳炎
3. 難聴・耳鳴・耳閉塞感
4. 耳管開放症
5. めまい
6. 頭痛
7. アレルギー性鼻炎・花粉症
8. 副鼻腔炎
9. 嗅覚異常
10. 口内炎・舌痛症
11. 味覚障害
12. 口腔咽頭乾燥
13. 咽頭炎・扁桃炎
【Column】小柴胡湯と漢方の副作用
14. かぜ症候群
15. 遷延性・慢性咳嗽
16. 咽喉頭異常感
17. 咽喉頭酸逆流症
18. 誤嚥
19. 癌の緩和
【Lecture】放射線・抗癌薬治療に伴う口腔咽頭粘膜炎への漢方薬処方
20. 子どもへの処方
21. 老化への対応
22. 合併症・併存症のある患者への処方
　　循環の障害をもつ患者／呼吸の障害をもつ患者／消化の障害をもつ患者／神経の障害をもつ患者／精神の障害をもつ患者／術後患者への処方／更年期障害をもつ患者

付録　漢方薬資料集
　証の簡易チャートとその解説
　耳鼻咽喉科汎用漢方薬の保険適応疾患一覧
　耳鼻咽喉科汎用漢方薬の主な生薬一覧

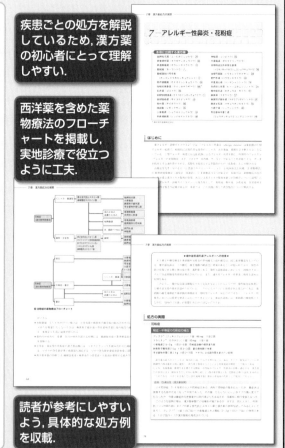

疾患ごとの処方を解説しているため, 漢方薬の初心者にとって理解しやすい.

西洋薬を含めた薬物療法のフローチャートを掲載し, 実地診療で役立つように工夫.

読者が参考にしやすいよう, 具体的な処方例を収載.

中山書店　〒112-0006 東京都文京区小日向4-2-6　TEL 03-3813-1100　FAX 03-3816-1015
https://www.nakayamashoten.jp/

西洋医学と東洋医学のW専門医が指南!

臨床力をアップする漢方

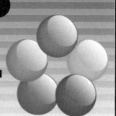

編集 加藤士郎
（筑波大学附属病院臨床教授）

A5判／並製／2色（一部4色）刷／272頁
定価 4,730円（本体 4,300円+税）
ISBN 978-4-521-74748-4

西洋医学と東洋医学に精通している臨床のスペシャリストが執筆．高齢者の慢性疾患や諸症状から婦人科疾患，小児の訴え，さらには感覚器・歯科疾患，生殖医療にまでわたるプライマリケアで日常的に診られる広範な疾患・症状をカバーしています．診療の幅と奥行きが広がる臨床医必携の「漢方薬治療指針」です．

CONTENTS

I 漢方薬総論
1 漢方薬とは①―漢方方剤の構成生薬について（宮田 圭，小池一男，秋葉哲生）
2 漢方薬とは②―漢方治療の考え方（宮田 圭，小池一男，秋葉哲生）
3 漢方製剤の有害事象（本間真人）
4 漢方薬の作用―機序と臨床応用（磯濱洋一郎）
5 公衆衛生と漢方（神田秀幸）

II 漢方臨床総論
6 総合内科と漢方（玉野雅裕）
7 高齢者と漢方（加藤士郎）
8 感染症と漢方（岩田健太郎）
9 救急医学と漢方（中永士師明）

III 漢方臨床各論
10 呼吸器疾患の漢方治療（加藤士郎）
　気管支喘息／慢性閉塞性肺疾患／膠下性肺炎
11 循環器疾患の漢方治療（北村 順）
　心不全／低血圧／冠攣縮性狭心症
12 神経疾患の漢方治療（上野真二，村松慎一）
　頭痛／パーキンソン病／認知症
13 消化器疾患の漢方治療（溝上裕士，岩本淳一）
　咽喉頭異常感症／機能性ディスペプシア／慢性便秘症・イレウス
14 腎臓疾患の漢方治療（平山 暁）
　糸球体腎炎・ネフローゼ症候群／保存期慢性腎臓病／維持透析患者合併症
15 リウマチと膠原病の漢方治療（中野真依，萩原圭祐）
　関節リウマチ／全身性エリテマトーデス／全身性強皮症
16 精神疾患の漢方治療（惠紙英昭，八木 寛）
　全般性不安障害／身体表現性自律神経機能不全／パニック障害
17 小児疾患の漢方治療（川嶋浩一郎）
　ウイルス感染症／脱水症／夜尿症
18 脳外科の漢方治療（小林 亨）
　頭痛・頭面痛／脳卒中の臨床症状／頭部外傷
19 整形外科疾患の漢方治療（吉田祐文）
　高齢者の慢性腰痛症／上肢の末梢神経障害／難治性の慢性痛
20 泌尿器疾患の漢方治療（天野俊康）
　下部尿路症状／性機能障害を含む男性不妊症／加齢男性性腺機能低下症候群
21 皮膚疾患の漢方治療（柳原茂人）
　尋常性痤瘡／アトピー性皮膚炎／円形脱毛症
22 疼痛疾患の漢方治療（溝口真輔）
　腰部脊柱管狭窄症／慢性頭頸部痛／脊椎手術後（疼痛）症候群
23 耳鼻咽喉科疾患の漢方治療（星野朝文）
　めまい／咽喉頭異常感症／アレルギー性鼻炎
24 眼科疾患の漢方治療（山本昇伯）
　ドライアイ／眼精疲労／緑内障
25 歯科・口腔外科疾患の漢方治療（山口孝二郎）
　口内炎／舌痛症／口腔乾燥症
26 産婦人科領域（岡村麻子）
　冷え症／月経異常／更年期障害／分娩と漢方治療

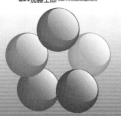

中山書店

🌱 **中山書店** 〒112-0006 東京都文京区小日向4-2-6　TEL 03-3813-1100　FAX 03-3816-1015
https://www.nakayamashoten.jp/

高齢者プライマリケア 漢方薬ガイド

チーム医療で必ず役立つ56処方

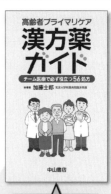

初心者に最適！

著●加藤士郎
(野木病院副院長,
筑波大学総合診療科臨床教授)

新書判／並製／2色刷／236頁
定価 3,300 円(本体3,000円+税)
ISBN978-4-521-74363-9

高齢者プライマリケアに活用できる漢方薬処方ガイドの決定版！
高齢者の疾患29に対し, 最初に使いたいファーストライン3処方を
中心に適応症状や使い方のコツを解説.

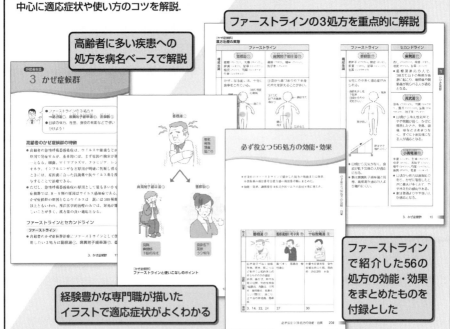

高齢者に多い疾患への処方を病名ベースで解説

ファーストラインの3処方を重点的に解説

経験豊かな専門職が描いたイラストで適応症状がよくわかる

ファーストラインで紹介した56の処方の効能・効果をまとめたものを付録とした

中山書店　〒112-0006 東京都文京区小日向4-2-6　TEL 03-3813-1100　FAX 03-3816-1015
https://www.nakayamashoten.jp/